Josef Pies: *SAM*

IVK CONCEPT

Josef Pies

SAM

Die körpereigene Substanz gegen Depressionen, Arthrose, Lebererkrankungen

Illustriert von Britta van Hoorn

VAK CONCEPT

VAK Verlags GmbH
Kirchzarten bei Freiburg

Vorbemerkung des Verlages
Dieses Buch dient der Information über Möglichkeiten der Gesundheitsvorsorge und Selbsthilfe. Wer sie anwendet, tut dies in eigener Verantwortung. Autor und Verlag beabsichtigen nicht, Diagnosen zu stellen und Therapieempfehlungen zu geben. Die Informationen in diesem Buch sind nicht als Ersatz für professionelle medizinische Behandlung bei gesundheitlichen Beschwerden zu verstehen.

Bibliografische Information der Deutschen Bibliothek
Die Deutsche Bibliothek verzeichnet diese Publikation in der Deutschen Nationalbibliografie; detaillierte bibliografische Daten sind im Internet über http://dnb.ddb.de abrufbar.

VAK Verlags GmbH
Eschbachstraße 5
79199 Kirchzarten
Deutschland
www.vakverlag.de

2. Auflage: 2007

Lektorat: Nadine Weber
Umschlaggestaltung: Hugo Waschkowski, Freiburg
Illustrationen: Britta van Hoorn, Hamburg
Satz und Druck: Friedrich Pustet KG, Regensburg
Printed in Germany

ISBN-13: 978-3-935767-76-7
ISBN-10: 3-935767-76-5

Inhalt

Einleitung

Alleine in Deutschland leiden mehr als 4 Millionen Menschen an Depressionen, fast 30 Millionen an Arthrose und fast 2 Millionen an Fibromyalgie. Unter den abertausenden chemischen Verbindungen unseres Organismus gibt es eine, die sich positiv auf diese und etliche andere Krankheiten auswirkt: SAM (S-Adenosyl-L-Methionin).

In dem vorliegenden Buch wird der heilende Effekt dieser 1952 entdeckten körpereigenen Substanz erklärt (Cantoni 1953). SAM spielt eine wichtige Rolle bei der Steuerung einiger Dutzend Stoffwechselvorgänge: Dazu zählen die Bildung von Botenstoffen der Gehirnnerven (Neurotransmitter), die Steuerung von Entzündungsprozessen, die Bildung von Glutathion (wichtigster Radikalenfänger in der Leber), die Bildung von Melatonin (Steuerung des Schlaf-wach-Rhythmus), die Regulation von Genaktivitäten und viele weitere Prozesse. Diese Vielseitigkeit ist der Grund dafür, dass SAM erfolgreich bei so unterschiedlichen Krankheiten wie Depressionen, Arthrose, Fibromyalgie und Lebererkrankungen eingesetzt werden kann.

Zwar ist auch SAM kein Allheilmittel, zeichnet sich aber dadurch aus, dass es schnell und effektiv wirkt und fast frei von Nebenwirkungen ist. SAM besitzt also all jene Eigenschaften, die man sich von den klassischerweise bei Depressionen und Arthrose eingesetzten Arzneimitteln vergeblich wünscht. Diese haben oft gravierende Nebenwirkungen und verschlimmern die Krankheit sogar teilweise noch. Deshalb ist es sinnvoll, die natürliche Alternative SAM auszuprobieren, bevor klassische Antidepressiva oder Antirheumatika eingesetzt werden. Auch eine Kombination kann sinnvoll sein.

Lesen Sie in den folgenden Kapiteln, welches Potenzial in SAM steckt, wem es Hilfe bringen kann und was die wissenschaftliche

Forschung anhand von Studien mit zehntausenden Patienten dazu sagt, denn tatsächlich gibt es zu kaum einem anderen natürlichen Heilmittel auch nur annähernd so viele Untersuchungen wie zu SAM. Für manche Anwendungsgebiete ist die Wirksamkeit von SAM wissenschaftlich belegt, für andere gibt es zumindest ernst zu nehmende Hinweise. Fest steht auf jeden Fall, dass SAM vielen Kranken das Leben erleichtern kann. Manche Erkrankungen, wie Depression, Arthrose, Lebererkrankungen, Fibromyalgie, Alzheimerkrankheit, Herzerkrankungen, Migräne u. a., scheinen mit einem niedrigen SAM-Spiegel einherzugehen. Trotzdem kann man heute noch nicht genau sagen, ob die Einnahme von SAM bei niedrigen Blutkonzentrationen generell von Nutzen ist. Offenbar ist es aber so, dass Menschen mit bestimmten Krankheiten am ehesten davon profitieren. Dazu zählen Depression, Arthrose und Lebererkrankungen.

SAM – Eine körpereigene Substanz, die überall mitmischt

Immer wieder wird gefragt, ob SAM ein Arzneimittel, ein Vitamin oder ein Nahrungsergänzungsmittel ist. Eigentlich ist die Antwort ganz einfach: SAM ist eine körpereigene Substanz, die natürlicherweise in jeder unserer Zellen vorkommt. Dort wird SAM aus der Aminosäure L-Methionin und dem körpereigenen „Treibstoff" ATP (Adenosintriphosphat) hergestellt. Deshalb spricht man bei SAM auch von aktiviertem Methionin. An diesem Prozess ist ein Enzym (MAT) beteiligt, das beispielsweise bei Leberzirrhose nicht mehr korrekt arbeitet (vgl. *SAM bei Lebererkrankungen*). Auch die Vitamine B_6, B_{12} und Folsäure sind für die Herstellung von SAM wichtig.

Zwar kann unser Organismus verbrauchtes Methionin aus der Aminosäure Homozystein teilweise wieder herstellen, im Großen und Ganzen ist er aber auf Nachschub aus der Nahrung angewiesen (z.B.: Fisch, Sojabohnen, Gemüse, Getreide usw.). Deshalb zählt Methionin zu den essenziellen Aminosäuren. Das heißt, sie ist lebenswichtig, kann aber nicht oder nur in sehr geringem Maß vom Körper selbst hergestellt werden. Methionin ist unter anderem Ausgangssubstanz für die Aminosäuren Zystin, Zystein und Glutathion. Etwa die Hälfte (48 Prozent) des Methionins wird in der Leber verstoffwechselt, wo es zu 80 Prozent in SAM umgewandelt wird (vgl. *SAM bei Lebererkrankungen*).

Wie schon erwähnt, hat SAM zahlreiche Schlüsselfunktionen inne. Anders ausgedrückt: Ohne SAM läuft in unseren Zellen gar nichts.

Auch wenn wir SAM mit unserer Nahrung aufnehmen, muss unser Organismus trotzdem fast den gesamten Bedarf selbst herstellen, denn das SAM-Molekül ist sehr instabil. Deshalb wurde für die medizinische Anwendung ein stabiles SAM-Salz entwickelt. Dieses ist mit einem magensaftresistenten Überzug versehen, sodass der Wirkstoff erst im Darm freigesetzt und dort vom Körper aufgenommen wird.

Einige der wichtigsten Abläufe – sie werden in den folgenden Kapiteln näher erläutert – an denen SAM beteiligt ist, sind:

- Bildung von Neurotransmittern (Botenstoffe der Nervenzellen) im Gehirn. Dazu gehören auch Serotonin und Dopamin, die für unsere Stimmung mitverantwortlich sind.
- Kontrolle von Entzündungsprozessen und Schmerzen.
- Bildung des Radikalenfängers Glutathion, der unter anderem für die Entgiftungsfunktion der Leber wichtig ist.
- Aktivierung und Deaktivierung von Genen.
- Schutz vor der schädlichen Wirkung von Homozystein.
- Bildung von Melatonin aus Serotonin.
- Elastizität und Geschmeidigkeit von Zellmembranen.

Diese vielfältigen Wirkungen basieren im Wesentlichen auf drei Mechanismen:

1. Übertragung von Methylgruppen
2. Übertragung von Schwefelgruppen
3. Herstellung von Polyaminen (SAM ist ein Vorläufer der Polyamine, die unseren Gelenkknorpel stabilisieren und ihn vor dem Abbau durch Enzyme schützen.)

Eine vereinfachte Übersicht zu Herstellung und Verbrauch von SAM in unserem Organismus zeigt die Grafik auf der folgenden Seite:

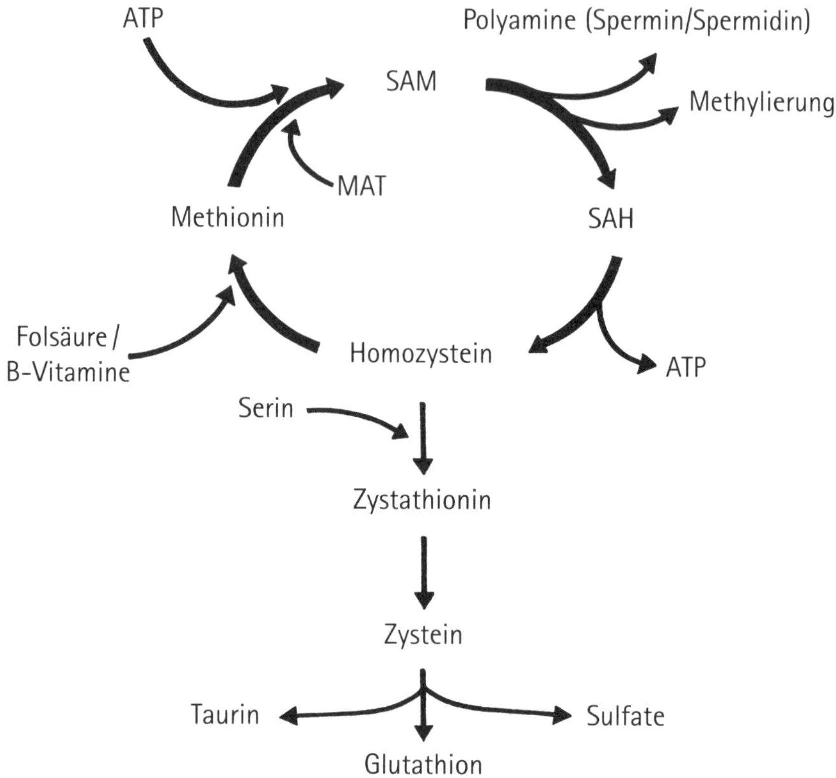

SAM = S-Adenosylmethionin, ATP = Adenosintriphosphat, SAH = S-Adenosylhomozystein, MAT = Methionin-Adenosyl-Transferase

Bei Depressionen und anderen Erkrankungen ist der SAM-Spiegel niedriger und wie bei vielen anderen wichtigen Stoffen auch, nimmt der Gehalt an SAM mit zunehmendem Alter stark ab. Kinder haben beispielsweise einen etwa siebenfach höheren SAM-Gehalt als Erwachsene. Da liegt der Gedanke nahe, dass man vielen altersbedingten Krankheiten durch die Einnahme von SAM entgegenwirken kann. In einigen Fällen trifft das sicherlich auch zu, in anderen bedarf es aber noch weiterer Forschungsarbeit, um diese Frage mit letzter Sicherheit zu klären. Männer haben übrigens etwas höhere SAM-Werte als Frauen.

Aktivierung durch Methylierung

In erster Linie wirkt SAM dadurch, dass es Methylgruppen auf andere Moleküle überträgt und diese dadurch aktiviert. Man spricht von Methylierung. Eine Methylgruppe besteht aus einem Kohlenstoffatom und drei Wasserstoffatomen (= CH_3).

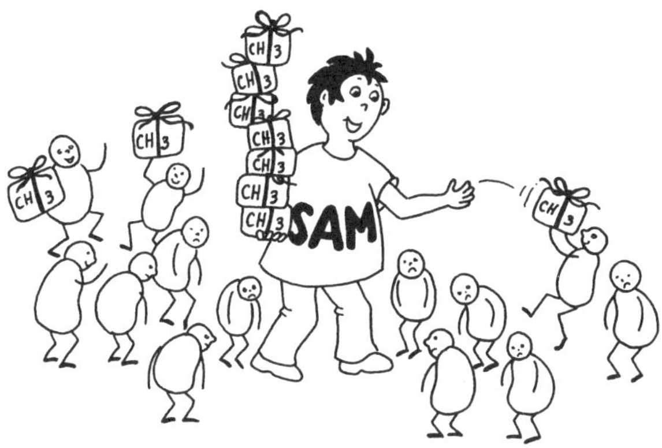

Durch die Übertragung von Methylgruppen werden beispielsweise Hormone, Neurotransmitter, die Erbsubstanz, Eiweiße, Kreatin (wichtig für die Energieversorgung unserer Muskeln), Phospholipide (wichtig für die Zellmembranen) und auch Medikamente abgebaut, umgebildet, aktiviert oder neu gebildet.

Die Methylierung stellt einen zentralen Schritt bei der Regulierung etlicher Stoffwechselreaktionen dar. Dazu gehören die Eiweißsynthese, die Melatoninproduktion, die Bildung von Nervenbotenstoffen, die Umwandlung von Noradrenalin zu Adrenalin, die Herstellung von Kreatin, die Bildung von Lezithin, die Regulierung unserer Genaktivität und die Kontrolle der Zellteilung. Dadurch wirkt sich SAM auch auf andere Prozesse aus:

Unterdrückung von Vireninfektionen, Förderung der Knochendichte und Schutz vor Herzkrankheiten.

Zwar ist SAM nicht der einzige Methylgruppen-Spender, aber der aktivste. Solche Methylgruppenübertragungen spielen bei schätzungsweise einhundert verschiedenen Prozessen in unserem Organismus eine wichtige Rolle. Deshalb bildet ein erwachsener Mensch Tag für Tag die relativ große Menge von sechs bis acht Gramm dieses Moleküls. Mit dieser Menge können 800 Milligramm Methylgruppen auf andere Moleküle übertragen werden. Das mag nach wenig klingen, ist aber eine gewaltige Menge. Sie entspricht der unvorstellbar hohen Zahl von 32×10^{21} Methylgruppen. Das sind 32 000 000 000 000 000 000 000 oder 32 Trilliarden Moleküle. Zum Vergleich: Das Universum hat „nur" zehn Trilliarden Sterne. Das heißt, jede Sekunde finden etwa 370 Billiarden (370×10^{15}) solcher Methylierungsreaktionen in unserem Körper statt. Mehr als die Hälfte unseres SAM wird übrigens in der Leber benötigt (vgl. *SAM bei Lebererkrankungen*). Die besondere Bedeutung einiger Methylierungsreaktionen wird im Folgenden näher erläutert.

Methylierung und Depression

Die Botenstoffe (Neurotransmitter), mit deren Hilfe unsere Nervenzellen Informationen weitergeben, sind Eiweiße. Bei Ihrer Entstehung spielen Methylierungen ebenfalls eine wichtige Rolle. Solche Botenstoffe im Gehirn sind Serotonin, Dopamin und Noradrenalin. Ist ihr Gleichgewicht untereinander gestört oder werden sie nicht korrekt gebildet, können Krankheiten entstehen.

Ebenso können Anzahl und Aktivität der Oberflächenstrukturen einer Zelle (= Rezeptoren), an die sich Botenstoffe anheften, erhöht werden. Da Serotonin, Dopamin und Noradrenalin auch eine Rolle bei der Entstehung von Depressionen spielen, ist es wichtig, eine möglichst hohe Konzentration von Nervenbotenstoffen sowie möglichst viele Rezeptoren zu bilden, um Depressionen entgegenzuwirken.

Methylierung und Alterungsprozesse

Phospholipide sind phosphorhaltige Fettstoffe (z. B. Lezithin und Cholesterin) und wichtige Bestandteile unserer Zellmembranen. Durch Methylierung mithilfe von SAM entsteht aus Phosphatidylethanolamin zum Beispiel Lezithin (= Phosphatidylcholin), das für die Geschmeidigkeit (= Beweglichkeit der Membranmoleküle = Fluidität) unserer Zellmembranen unverzichtbar ist. Nur wenn diese Geschmeidigkeit gegeben ist, können die Systeme, die für den korrekten Transport von Enzymen, Nährstoffen, Ionen usw. durch die Zellmembran verantwortlich sind, richtig arbeiten.

Lezithin hält die Membranen geschmeidig und durchlässig und verhindert, dass sie durch zu viel Cholesterin hart und undurchlässig werden. Da mit zunehmendem Alter die Konzentrationen von SAM und Lezithin abnehmen, verschiebt sich das Verhältnis zugunsten des Cholesterins. Den Zellen steht dann einfach zu wenig methyliertes Lezithin zur Verfügung. Daher liegt die Annahme nahe, dass man den Begleiterscheinungen des Alterungsprozesses durch die Einnahme von SAM entgegenwirken kann, auch wenn das noch nicht zuverlässig gesichert ist.

Durch Methylierung kurbelt SAM auch die Produktion des Phospholipids Phosphatidylserin an, das für unsere Stimmung und das Gedächtnis wichtig ist (Brown et al. 2000). Niedrige Konzentrationen dieses Moleküls stehen offenbar in Zusammenhang mit verschlechterter Hirnleistung und Depressionen, wie sie bei älteren Menschen oft beobachtet werden.

Methylierung der DNS

Durch Übertragung von Methylgruppen auf die DNS, Trägerin unserer Erbinformation, können Gene aktiviert oder inaktiviert werden. Genau genommen ist es nur einer der Bausteine, das Zytosin, der methyliert wird. Drei bis fünf Prozent dieser Base liegen in diesem aktivierten Zustand vor, wodurch wiederum Zellwachstum, Zellteilung und Zellreparatur in Gang gesetzt werden. Über diesen Mechanismus lässt sich ebenfalls erklären, dass SAM auch die Neubildung von Knorpelgewebe bei Menschen mit Arthrose unterstützt (vgl. *SAM bei Arthrose*).

Auch das Immunsystem wird durch aktivierte Gene reguliert, was sich auf die Krankheitsbekämpfung auswirkt. Ist zu wenig Zytosin methyliert, leidet die Stabilität der Chromosomen und es können beispielsweise Tumore entstehen.

Methylierung von Botenstoffen

SAM greift an mehreren Stellen in den Haushalt von Botenstoffen (Neurotransmitter und Hormone) ein. Dazu gehören (vgl. Reglin 2005):

- Bildung von Adrenalin aus Noradrenalin
- Abbau von Adrenalin zu Vanillinmandelsäure
- Bildung von Melatonin aus Serotonin
- Bildung von Azetylcholin
- Blockierung der Bildung von Methylhistamin aus Histamin

Wir alle wissen (und haben es sicherlich auch schon mehr als nur einmal erlebt), dass sich der Adrenalinspiegel in Stressmomenten schlagartig erhöhen kann, um uns Höchstleistungen zu ermöglichen. Deshalb nennt man das Adrenalin auch Stresshormon. Adrenalin wird im Nebennierenmark mit Hilfe von SAM durch Methylierung von Noradrenalin hergestellt. Aber auch zum Abbau von Adrenalin bedarf es wiederum der Methylierung.

Das Hormon Melatonin wird im Gehirn hauptsächlich in der Zirbeldrüse (Epiphyse) aus dem Nervenbotenstoff Serotonin gebildet. Es regelt unsere „innere“ Uhr (= Tag-Nacht-Rhythmus oder zirkadianer Rhythmus) durch Kontrolle verschiedener Hormone. Melatonin bestimmt also, wann wir einschlafen und wann wir aufwachen. Die Ausschüttung von Melatonin wird durch Dunkelheit gefördert und durch Licht gehemmt. Eine Störung seiner Produktion führt zu Schlafproblemen – dieses Phänomen entsteht zum Beispiel bei Fernreisen mit Zeitverschiebung: der so genannte Jetlag. Auch zur Bildung von Melatonin aus Serotonin liefert SAM die Methylgruppe. So sinken die SAM-Werte nachts ab, wenn vermehrt Melatonin gebildet wird, und tagsüber verhält es sich umgekehrt.

Auch an der Bildung des wichtigsten Neurotransmitters Azetylcholin ist SAM beteiligt. Azetylcholin trägt unter anderem dazu bei, dass wir uns energiereich fühlen und unterstützt das Erinnerungsvermögen.

Histamin ist gleichzeitig Gewebshormon und Nervenbotenstoff. Es ist unter anderem an allergischen Reaktionen und Entzündungsprozessen beteiligt und wird durch SAM-vermittelte Methylierung inaktiviert. Es könnte also sein, dass Menschen, die einen hohen SAM-Spiegel haben, weniger häufig von Allergien betroffen sind.

Schwefelübertragung für den Radikalenfänger Glutathion

Auch die Herstellung von Glutathion, dem wichtigsten Radikalenfänger (= Antioxidans) in der Leber, ist abhängig von SAM. Dieses Eiweiß besteht aus den drei Aminosäuren Glutaminsäure, Zystein und Glyzin. An der Herstellung von Zystein ist SAM beteiligt.

Glutathion wiederum schützt das Enzym MAT (= Methionin-Adenosyl-Transferase = Adenosyl-Methionin-Synthase), das die Bildung von SAM aus ATP und Methionin steuert, vor der Zerstörung durch Freie Radikale. Somit besteht eine wichtige Partnerschaft zwischen Glutathion und SAM: SAM fördert die Bildung von Glutathion und Glutathion schützt das Enzym, das SAM bildet.

Genauso wie SAM kommt auch Glutathion in besonders hoher Konzentration in der Leber vor. Hier wird es nämlich bei der Entgiftung benötigt. Bei Lebererkrankungen, wie Leberzirrhose, wird nicht genügend Glutathion in der Leber gebildet. Die Zufuhr in Form eines Arzneimittels oder als Nahrungsergänzung bringt bei einer Zirrhose jedoch keinen Nutzen, da dieses Glutathion bereits abgebaut wird, bevor es die Leber überhaupt erreichen kann. Aber: Die Gabe von SAM zur Ankurbelung der Glutathionproduktion hat sich bei dieser Lebererkrankung durchaus bewährt.

Außer in der Leber findet man hohe Glutathionkonzentrationen auch in der Augenlinse, wo es einem Grauen Star vorbeugt, und in Gelenken, in denen es Entzündungen verringert. Glutathion schützt außerdem die DNS vor freien Radikalen, wirkt entzündungshemmend (z. B. bei Arthrose) und unterstützt unser Immunsystem.

Man nimmt an, dass die durch SAM übertragenen Schwefelmoleküle (Transsulfuration) auch eine Rolle bei der Regenerierung des Knorpels bei Arthrose spielen (Stedman 2000).

Homozystein, der böse Zwilling von SAM?

Beim Verbrauch von SAM entsteht als Zwischenprodukt Homozystein, das in den letzten Jahren vermehrt als Risikofaktor für Herzinfarkt und andere Herz-Kreislauf-Erkrankungen erkannt wurde. Auch bei Osteoporose soll es eine Rolle spielen. Auch wenn Homozystein als Abbauprodukt von SAM betrachtet werden kann, wirkt SAM, zusammen mit Folsäure und den Vitaminen B_{12} und B_6, einem zu hohen Homozysteinspiegel eher entgegen.

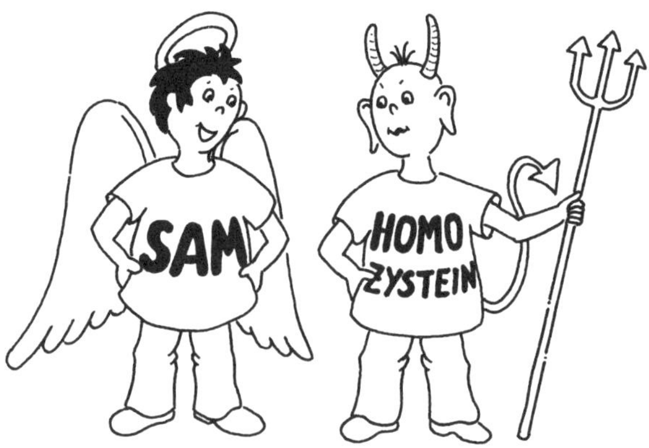

Tatsächlich verfügen wir über zwei Mechanismen, uns des ungeliebten Homozysteins zu entledigen. Stehen unserem Körper ausreichend Folsäure (5-Methyl-Tetrahydrofolsäure) als Methylgruppen-Spender und Vitamin B_{12} zur Verfügung, kann Homozystein wieder in Methionin zurückverwandelt und dann wieder für die Bildung von SAM genutzt werden.

Eine andere Möglichkeit (in Leber, Niere, Pankreas und Gehirn) besteht im Abbau von Homozystein zu Zystathionin. An diesem Prozess sind Vitamin B_6 und das Enzym Zystathionin-β-Synthase beteiligt. Letzteres wird wiederum durch SAM aktiviert. Bei diesem Abbauweg entstehen letztendlich Zystein und Glutathion (vgl. Grafik).

Der SAM-Spezialist Dr. Teodoro Bottiglieri (nach Brown et al. 2000) entdeckte den folgenden Zusammenhang zwischen hohem Homozysteingehalt, niedrigem SAM-Gehalt und Depressionen: Wir fanden „niedrige Spiegel von Folsäure und SAM in den roten Blutkörperchen und dem Liquor depressiver Patienten. Diese hingen mit hohen Spiegeln von Serumhomozystein zusammen". Er nimmt daher an, dass erhöhte Homozysteinwerte sowie niedrige B-Vitaminwerte (Folsäure ist auch ein B-Vitamin) die Methylierung hemmen, was den schädigenden Effekt auf Körper und Geist erklären könnte.

Dadurch wird noch ein weiterer interessanter Aspekt angesprochen. Depressive haben ein erhöhtes Herzinfarktrisiko und Herzpatienten ein erhöhtes Depressionsrisiko. Ja, etwa die Hälfte aller Herzinfarktpatienten soll *vor* dem Infarkt Anfälle von Depressionen gehabt haben. Da stellt sich zwangsläufig die Frage, ob eine frühzeitige Depressionsbehandlung mit SAM nicht sogar das jeweilige Infarktrisiko verringern könnte.

Darüber hinaus gibt es auch eine sehr interessante Verbindung zwischen Zystein und Arthrose. Die Aminosäure Zystein kann nämlich zu einem Molekül abgebaut werden, das als PAPS oder „aktives Sulfat" bezeichnet wird (Reglin 2005). PAPS wiederum ist wichtig für die Herstellung so genannter Proteoglykane, die elementarer Bestandteil des Knorpels sind.

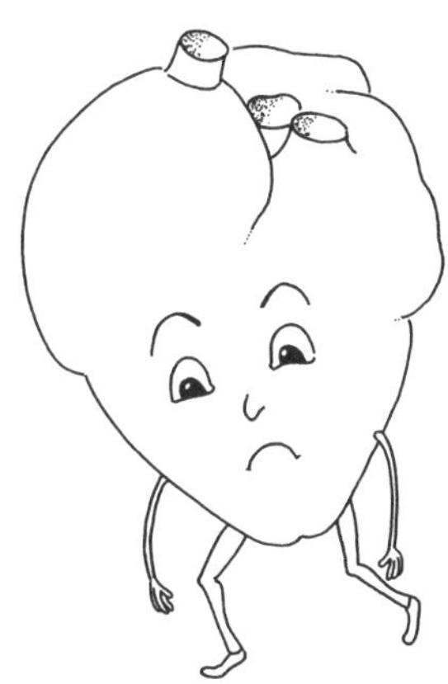

SAM und Polyamine

SAM ist auch für die Bildung so genannter Polyamine verantwortlich. Das sind eiweißähnliche, stickstoffhaltige Verbindungen, die an der Ausprägung von Erbfaktoren beteiligt sind, sowie an der Bindung und Reparatur von DNS. Es handelt sich dabei um Wachstumsfaktoren, die unter anderem das korrekte Zellwachstum kontrollieren. Auch am programmierten Zelltod, der unter anderem die Krebsbildung verhindert, sind sie beteiligt.

Von SAM wird im Körper enzymatisch ein Molekül (Propylamin) abgespalten, das nur von SAM zur Verfügung gestellt werden kann. Das wiederum bildet mit dem Wachstumsfaktor Putreszin die Wachstumsfaktoren Spermidin und Spermin, die unsere Erbinformation, die DNS, vor der Zerstörung durch freie Radikale schützen. Beide haben auch antientzündliche und schmerzlindernde Eigenschaften. Damit ließe sich die entzündungshemmende Wirkung von SAM erklären.

Depressionen

Obwohl seit Anfang der 50er-Jahre bereits bekannt, entdeckten italienische Forscher 1973 eher zufällig, dass sich mit SAM erfolgreich Depressionen behandeln lassen. Sie hatten vergeblich versucht, damit Schizophrenie zu heilen und entdeckten dabei zufällig seine antidepressive Wirkung. Seither wurden Dutzende Studien durchgeführt, die die Wirksamkeit von SAM bei Depressionen belegen (vgl. Sorkin 1989). Auch Hinweise auf Vorteile einer SAM-Therapie bei anderen neurologischen Erkrankungen (Parkinsonkrankheit, Demenz, Epilepsie, Multiple Sklerose u. a.) gibt es zu Genüge (vgl. Bottiglieri et al. 1994). Dabei handelt es sich aber nur um erste Forschungsansätze.

Depressionen zählen zu den häufigsten Erkrankungen und ständig steigt die Zahl der Betroffenen. Leider wollen viele Depressive nicht wahrhaben, dass sie krank sind oder verschweigen es aus Scham. Oft vertrauen sie sich nicht einmal einem Arzt an. Andererseits sind aber auch Ärzte häufig mit dem vielfältigen Erscheinungsbild von Depressionen überfordert. Dort, wo eine ursächliche Behandlung durch Psychoanalyse angezeigt wäre, wird allzu gerne ausschließlich medikamentös behandelt. Die gängigen Antidepressiva machen aber oft abhängig und haben noch andere gravierende Nebenwirkungen. SAM hingegen ist eine körpereigene Substanz, die in vielen Fällen genauso wirksam, aber schneller und (fast) nebenwirkungsfrei helfen kann.

Bedenken Sie bitte, dass eine Depression sich nicht von heute auf morgen heilen lässt. SAM kann ein erster Schritt sein, um die Zeit bis zur Genesung zu überbrücken und dadurch den Therapieerfolg schneller und effektiver machen.

Jeder Mensch kann sich einmal niedergeschlagen und antriebslos fühlen, ohne deshalb gleich depressiv zu sein. Aber kürzlich ging eine Warnung der Weltgesundheitsorganisation WHO durch die medizinische Presse. Demnach drohen sich Depressionen weltweit zur häufigsten Volkskrankheit zu entwickeln. Und für das Jahr 2010 rechnet die WHO sogar damit, dass Depression die Krankheit ist, die am häufigsten zu einer Beeinträchtigung führt. Somit sind Depressionen unter gesundheitspolitischen und volkswirtschaftlichen Gesichtspunkten sehr ernst zu nehmen. Man schätzt, dass mehr als ein Zehntel aller Patienten, die einen Hausarzt aufsuchen, eine behandlungsbedürftige Depression haben. Fünf Prozent davon sind schwer krank und jeder Fünfte von diesen wiederum wird in einer Klinik behandelt. Nochmals ein Viertel der stationär in psychiatrische Kliniken aufgenommenen Patienten sind Depressive (*Ärzte Zeitung* Nr. 229, 15. Dezember 2004). Frauen sind doppelt so häufig betroffen wie Männer.

Wie groß der Wirtschaftsfaktor Depression ist, macht die Tatsache deutlich, dass wegen Depressionen mehr Krankheitstage anfallen, als wegen vieler anderer Krankheiten zusammen. Außerdem kann eine Depression nicht nur das eigene Leben belasten oder sogar zerstören, sondern auch das der ganzen Familie.

Dabei ist zu bedenken, dass selbst vom Hausarzt längst nicht jede Depression erkannt, geschweige denn korrekt behandelt wird. Außerdem werden Depressionen gesellschaftlich oft verkannt und von den Betroffenen gerne geleugnet. Häufig genug werden Depressionen nicht ernst genommen, weil sich die Betroffenen nur hin und wieder schlapp fühlen und „schlecht drauf“ sind.

Selbstverständlich ist Depression nicht gleich Depression und eine ärztliche Abklärung ist unabdingbare Voraussetzung für eine Behandlung. Diese umfasst sinnvollerweise eine medikamentöse Symptombehandlung *und* eine psychologische Ursachentherapie. Denn Depressionen sind eine Angelegenheit von Körper, Geist und Seele.

Betrachtet man die lange Liste von Nebenwirkungen herkömmlicher Antidepressiva, dann drängt sich die Frage auf, ob man eine Depression wirklich trotz des Risikos von Schwindel, Kopfschmerzen, Schlaflosigkeit, Verdauungsstörungen, Impotenz und vieler anderer Nebenwirkungen mit herkömmlichen Antidepressiva behandeln soll. Zumal es eine gut verträgliche Alternative gibt, die sogar schneller aber genauso gut wirkt. SAM kann (fast) nebenwirkungsfrei die Voraussetzung für eine erfolgreiche Psychotherapie schaffen.

Das Auftreten von Depressionen kann von vielen äußeren Faktoren beeinflusst werden. Dazu gehören: Erbfaktoren, soziales Umfeld, dauerhafte Krisen und Alltagsstress. Oft sehen Betroffene nicht ein, dass sie eine Depression haben, und viele schwer depressive Menschen fühlen sich eher physisch als psychisch krank.

Wenn Sie die Vermutung haben, selbst depressiv zu sein, oder wenn ein Ihnen nahe stehender Mensch es sein könnte, sollten Sie auf eine fachliche Abklärung drängen. Depressionen können zwar vorübergehender Natur sein, sollten aber nicht auf die leichte Schulter genommen werden. Die folgende Liste mag Ihnen bei der Einschätzung helfen, ob eine Depression vorliegen könnte. Wenn mehrere der folgenden Symptome mindestens einen Monat lang auftreten, sollten Sie unbedingt ärztliche Hilfe in Anspruch nehmen.

- Appetitlosigkeit und Gewichtsabnahme
- Appetitzunahme und Gewichtszunahme
- Energielosigkeit
- Müdigkeitsgefühl
- Abgeschlagenheit
- Abnahme der Konzentrationsfähigkeit
- Verminderte Fähigkeit, klar zu denken
- Gedächtnisprobleme

- Verlust des Selbstwertgefühls
- Fehlendes Selbstvertrauen
- Mangelnde Selbstachtung
- Unangemessene Schuldgefühle
- Intensives Grübeln über die Vergangenheit
- Hoffnungslosigkeit
- Schlafstörungen, Schlaflosigkeit oder vermehrtes Schlafbedürfnis
- Antriebslosigkeit
- Lethargie
- Verminderte Produktivität
- Fehlende Entscheidungsfreude
- Kein Interesse oder keine Freude an Tätigkeiten, die früher Spaß gemacht haben.
- Rückzug von sozialen Aktivitäten
- Verlust oder Nachlassen des Sexualtriebs
- Körperliche In- oder Überaktivität
- Gelegentlich oder ständig Gedanken an den Tod oder an Selbstmord

Die vorstehend aufgeführte Tabelle ist nur eine Hilfestellung, sich selbst über die eigene Situation klar zu werden, ersetzt aber natürlich nicht die ärztliche Diagnose.

Wie wir im Folgenden sehen werden, kann SAM einen interessanten Beitrag zur Behandlung leisten, entweder alleine oder in Kombination mit herkömmlichen Antidepressiva. Ob eine Depression vorliegt, wie schwer wiegend sie ist und wie sie zu behandeln ist, kann aber nur von Fachleuten abgeklärt werden.

Das ist auch deshalb unabdingbar, weil es eine Art von Depression gibt, bei der *auf keinen Fall* SAM eingenommen werden darf und zwar bei *manischer Depression* (= bipolarer Depression). Zwar sind davon nur fünf Prozent aller depressiven

Menschen betroffen, wie andere Antidepressiva aber auch, kann SAM die Krankheit noch verschlimmern. Das hängt damit zusammen, dass der Noradrenalinspiegel bei unipolaren Depressionen erniedrigt, bei manischen (bipolaren) Depressionen aber erhöht ist. Folgende Symptome sind typisch für eine manische Depression:

- Außergewöhnliche Selbstüberschätzung
- Gefühl der Grandiosität
- Gefühl, dass der Verstand rast (die Gedanken rasen durch den Kopf)
- Schwer wiegende Konzentrationsprobleme
- Leichte Ablenkbarkeit
- Vermindertes Schlafbedürfnis
- Extremes Redebedürfnis
- Fehlendes Einschätzungsvermögen mit der Folge exzessiven Verhaltens (zum Beispiel: unkontrollierte Geldausgaben, unvernünftige finanzielle Entscheidungen, unangemessenes Sexualverhalten)
- Zunahme der Arbeitsaktivität oder der sozialen Aktivitäten

Manchmal mögen die Gründe für eine Depression ganz offensichtlich sein. Das kann beispielsweise der Verlust eines nahe stehenden Menschen (durch Tod oder Trennung) oder der Verlust des Arbeitsplatzes – der Existenzgrundlage – sein. In manchen Fällen verschwinden die Symptome nach einer gewissen Zeit von selbst. Oft genug kann sich eine unbehandelte Depression aber auch verschlimmern.

Bei vielen Müttern tritt nach der Geburt – bedingt durch die Umstellung des Hormonhaushalts – eine so genannte postnatale Depression auf (Wochenbettdepression oder Baby Blues). Diese dauert normalerweise nur etwa zwei Wochen an. Auch hier ist die Einnahme von SAM mit Vorsicht zu genießen, denn

60 Prozent dieser Wochenbettdepressionen sind bipolarer Natur. Durch SAM oder andere Antidepressiva könnte die Krankheit noch verschlimmert werden.

Ebenfalls hormonell bedingt ist die postmenopausale Depression von Frauen in den Wechseljahren. Hier spielen sowohl der Rückgang des Östrogenspiegels, als auch die Veränderungen der Lebensgewohnheiten (Kinder sind aus dem Haus usw.) eine Rolle.

Manch einen Menschen können die düsteren Wintermonate depressiv stimmen (saisonale Depression), was mit dem Lichtmangel und dem dadurch hervorgerufenen Vitamin-D-Mangel zusammenhängt.

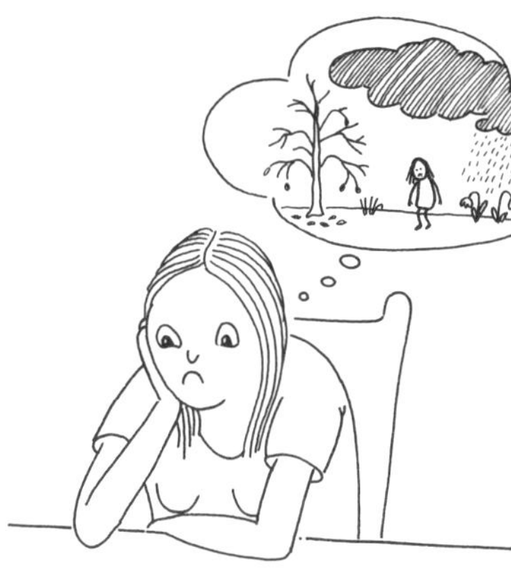

Depressionen treten in allen Altersgruppen auf, aber offenbar haben vor allem Kinder, Jugendliche und Ältere besonders darunter zu leiden. Das mag teilweise mit den besonderen Lebensabschnitten zusammenhängen, die meist mit starken Veränderungen des Gewohnten einhergehen.

Falls Sie bei Ihrem Kind eine Depression vermuten, achten Sie besonders auf folgende Anzeichen und lassen Sie Ihre Vermutung gegebenenfalls medizinisch abklären.

- Pessimistisch und negativ
- Lethargisch oder energielos
- Traurig, selbst bei Aktivitäten, die früher genossen wurden
- Schulprobleme

- Meidet Freunde
- Spricht über Tod oder Selbstverletzung
- Schlafprobleme oder Albträume
- Macht unglücklichen Eindruck
- Fühlt sich oft traurig, gelangweilt oder krank

15 Prozent der älteren Menschen leiden unter Depressionen, je nachdem, ob sie zu Hause oder im Altenheim leben. Etwa 90 Prozent der depressiven Menschen, die älter als 65 Jahre sind, werden nicht adäquat behandelt (Mitchell 1999). Dabei hätten gerade sie Hilfe besonders nötig; denn bei depressiven Menschen ist festzustellen, dass sie weniger auf sich selbst, auf eine gesunde Nahrung und die korrekte Medikamenteneinnahme achten. Das wiederum hat zur Folge, dass sie auch anfälliger für andere Krankheiten werden.

Viele Menschen gehen von der falschen Annahme aus, dass Depressive nur selbst mitarbeiten und sich etwas anstrengen müssen, um ihre Krankheit zu überwinden. Wie aber soll das funktionieren, wenn Motivationslosigkeit ein Bestandteil der Krankheit ist? Die herkömmliche medikamentöse Behandlung wird oft zu früh abgebrochen, weil sie einerseits starke Nebenwirkungen hat und andererseits ein Behandlungserfolg oft zu lange (mehrere Wochen) auf sich warten lässt.

Dabei kann es zu einem gefährlichen Teufelskreis kommen, wenn eine Depression nicht behandelt wird. Die Krankheit beeinflusst die Gesundheit der Betroffenen, das soziale Umfeld (Beziehungsgeflecht) und die Arbeit. Oft wird zu Alkohol als vermeintlichem Problemlöser gegriffen, wodurch die Depression aber nur zusätzlich gefördert wird. Die Folge können ein Verlust sozialer Bindungen und des Arbeitsplatzes sein und die Depression verschlimmert sich noch weiter. Diesen Teufelskreis heißt es zu durchbrechen. Dabei kann SAM eine große Hilfe sein, denn in zahlreichen Studien konnte nachgewiesen werden, dass SAM bei allen Formen von Depressionen, außer bei manischen, hilfreich ist.

Auf eine detaillierte Analyse der verschiedenen Theorien zu Entstehung und Behandlung von Depression kann hier nicht eingegangen werden. Eine zentrale Rolle bei der Entstehung und Behandlung von Depressionen spielen aber unbestritten die Neurotransmitter Serotonin, Dopamin und Noradrenalin, die zur Gruppe der Monoamine gehören. Gerät ihr Verhältnis zueinander in ein Ungleichgewicht, kann das zu Depressionen führen. Daher basieren die gängigsten schulmedizinischen Behandlungsformen auf der Beeinflussung der Konzentration (eines Teils) dieser Botenstoffe. Genau das tut auch SAM. Und es kann noch mehr: SAM beeinflusst Anzahl und Empfindlichkeit der Anheftungsstellen (Rezeptoren) für die Neurotransmitter. Die Aufgaben dieser drei Nervenbotenstoffe, die bei Depressionen eine Rolle spielen, sind die folgenden:

Noradrenalin spielt eine Rolle bei Stress und Ängstlichkeit.

Serotonin ist wichtig bei der Regulierung des Hormonhaushalts, des Appetits, des Sexualverhaltens, der Körpertemperatur und des Schlafs.

Dopamin hilft bei der Kontrolle von Bewegungsabläufen. Ein Ungleichgewicht kann zum Realitätsverlust, zu Halluzinationen und zur Desillusionierung führen. Auch mit Psychosen und Schizophrenie wird Dopamin in Verbindung gebracht.

Die einmalige Stellung von SAM unter den Antidepressiva rührt von seinem Vermögen, den Serotonin- und Dopamingehalt zu erhöhen und dabei gleichzeitig den Noradrenalinspiegel zu normalisieren.

Zu den Auslösern von Depressionen zählen Stress und Fehlernährung (zum Beispiel eine mangelhafte Versorgung mit Folsäure, Vitamin B_{12} und B_6). Tatsächlich ist auch SAM auf die Unterstützung von Folsäure und Vitamin B_{12} für die nötige Methylgruppenübertragung angewiesen. Auch ein niedriger

Spiegel an Tetrahydrobiopterin (BH4), ein wichtiger Faktor bei verschiedenen Stoffwechselprozessen, spielt eine Rolle bei Depressionen (Mitchell 1999). Seine Konzentration kann ebenfalls durch SAM ausgeglichen werden. Aber auch andere B-Vitamine und Vitamin C spielen bei Depressionen eine Rolle, genauso wie bestimmte Nahrungsmittel, Arzneimittel, Genussmittel (Alkohol, Tabak und Koffein), Lebensmittelallergien, Umweltgifte und Krankheiten (Diabetes, Multiple Sklerose, Morbus Parkinson u. a.). Manchmal ist nicht ganz klar, ob eine Depression Folge oder Ursache einer Krankheit ist. Auch ist noch offen, ob eine Depression die Folge oder die Ursache eines Ungleichgewichtes von Neurotransmittern ist.

Eine weitere Depressionsform, die Dysthymia, verläuft relativ mild und bleibt allzu oft unbehandelt, obwohl sie in eine schwere Depression umschlagen kann. Für Betroffene – das sind immerhin bis zu geschätzte sechs Prozent der Bevölkerung – ist das Glas stets „halb leer“ statt „halb voll“, und sie sehen sich immer nur auf der Schattenseite des Lebens. Dysthymia-Patienten zeichnen sich durch eine düstere Sichtweise und schlechte Laune aus. Außerdem sind sie energie- und antriebsarm. Oft sind diese Menschen wegen ihrer negativen Lebenseinstellung nicht bindungsfähig, auch wenn sie das Alltagsleben durchaus gut bewältigen. Solchen Menschen kann durchaus mit Antidepressiva oder SAM geholfen werden. Von Dysthymia Betroffene

- essen mehr oder weniger als üblich,
- haben Schlafprobleme oder einen größeren Bedarf als üblich,
- fühlen sich müde oder energielos,
- haben ein geringes Selbstwertgefühl,
- leiden unter Konzentrationsmangel,
- verfügen über ein mangelndes Entscheidungsvermögen und
- zeichnen sich durch ein Gefühl der Hoffnungslosigkeit aus.

Behandlung mit klassischen Antidepressiva

Ein wichtiger Unterschied zwischen SAM und anderen Antidepressiva ist der Befund, dass sich einige Tage nach Therapiebeginn mit SAM nicht nur die Stimmung aufhellt, sondern auch das Wohlbefinden bessert und sich die Betroffenen energiereicher und gesünder fühlen.

Ein Drittel aller Patienten spricht überhaupt nicht auf eine Behandlung mit gängigen Antidepressiva an (Non-Responder). Bei vielen Patienten wiederum wirken sie nur vorübergehend. Außerdem brechen 20 bis 30 Prozent aller Studienteilnehmer die Einnahme klassischer Antidepressiva wegen zu starker Nebenwirkungen ab. Kombiniert man die Medikamente hingegen mit SAM, dann kann ihre Wirkung beschleunigt und verstärkt werden. Im Folgenden werden einige Gruppen der klassischen Antidepressiva kurz vorgestellt.

Trizyklische Antidepressiva: Der erste Vertreter dieser Gruppe kam in den 1960er-Jahren auf den Markt. Der Name greift die chemische Struktur auf, die aus drei (*tri*) Ringen (*cyclus*) besteht. Sie wirken sehr breit und relativ ungezielt, indem sie die Wiederaufnahme von Serotonin, Noradrenalin und Dopamin in die Nervenzellen verhindern und so ihre Verfügbarkeit und Aktivitätsdauer verlängern. Da die Konzentrationen aller drei Botenstoffe hoch gehalten werden, kommt es zu vielen Nebenwirkungen. Während der Wirkungseintritt mindestens drei Wochen auf sich warten lässt, treten die Nebenwirkungen schon viel früher auf. Sie umfassen ein breites Spektrum: trockener Mund, Verdauungsstörungen, Gewichtszu- oder -abnahme, Brechreiz, Schläfrigkeit, verschwommenes Sehen, Verwirrtheit, Mattigkeit, Harnverhalten, Impotenz, Veränderung des Brustumfangs, Hodenschwellung. Selten werden beobachtet: Ausschlag, Nesselfieber, Jucken und bei älteren Menschen Harninkontinenz. Ebenfalls selten kommen Hepatitis, Gelbsucht oder Herzrhythmusstörungen vor.

Da die Wirkung lange auf sich warten lässt, begehen viele Patienten den fatalen Fehler, die Dosierung eigenmächtig zu erhöhen und finden sich dann als Patient in der Notaufnahme wieder. Heute spielen trizyklische Antidepressiva eine untergeordnete Rolle, bilden aber oftmals bei Patienten eine wirkungsvolle Alternative, bei denen andere Medikamente versagen.

Ähnlich wirken auch die tetrazyklischen (vierringigen) Antidepressiva, die vor allem den Noradrenalinspiegel erhöhen.

Manche Ärzte kombinieren trizyklische Antidepressiva mit SAM, um ihre Wirkung zu verstärken, die Dosis zu reduzieren und um Anzahl und Schwere der Nebenwirkungen gering zu halten.

Selektive Serotonin Wiederaufnahme Hemmer (SSRI von Selective Serotonine Reuptake Inhibitor): Diese sind seit 1988 im Handel. SSRI wirken ähnlich wie trizyklische Antidepressiva, hemmen aber nur (selektiv) die Wiederaufnahme von Serotonin. Außerdem scheinen sie auch die Bildung von GABA (Gamma-Aminobuttersäure) im Gehirn zu fördern, was sich stimmungsaufhellend auswirkt. Genauso wirkt auch Alkohol auf die Stimmung. Obwohl die Nebenwirkungsrate der SSRI geringer ist als die der trizyklischen Antidepressiva, klagen etwa zwanzig Prozent der Patienten über Schwindel, Kopfschmerzen und Schlafstörungen. Bei etwa zehn Prozent finden sich Angst, Schläfrigkeit, Schwäche, Appetitlosigkeit, trockener Mund, Nervosität, Tremor (Muskelzittern), Magenschmerzen und Schwitzen. Seltener treten auf: Halsentzündungen, Impotenz, Muskelschmerzen, Ausschläge, Flatulenz (Blähungen), Fieber und Herzklopfen.

Auch für Noradrenalin gibt es selektive Wiederaufnahmehemmer (NARI). Wieder andere Medikamente hemmen gezielt die Wiederaufnahme von Serotonin und Noradrenalin (SNRI).

Die in den 1950er-Jahren entwickelten *MAO-Hemmer* haben ihren Namen der Tatsache zu verdanken, dass sie das Enzym Monoaminooxidase hemmen, das für den Abbau der Botenstoffe

(Neurotransmitter) im Gehirn zuständig ist. Auf diese Weise werden die Konzentrationen an Serotonin, Dopamin und Noradrenalin im Gehirn hoch gehalten.

MAO-Hemmer werden vorwiegend bei schweren Depressionen und Panikattacken verordnet. Sie sind zwar sehr wirksam, haben aber auch eine hohe Nebenwirkungsrate. Zu diesen Nebenwirkungen zählen sexuelle Funktionsstörungen, Harnverhalten, Schlaflosigkeit, Kopfschmerzen, Angst, Müdigkeit, Benommenheit und Gewichtszunahme. Zu beachten sind auch die Wechselwirkungen von MAO-Hemmern mit anderen Arzneimitteln. Sie sollten nicht mit anderen Antidepressiva, auch nicht mit SAM, kombiniert werden. Ja, sogar durch den Verzehr von Lebensmitteln wie Käse und Wein kann es zu Problemen kommen.

Atypische Antidepressiva unterscheiden sich in ihrer Wirkweise von anderen Antidepressiva. Sie hemmen nicht die Wiederaufnahme von Nervenbotenstoffen, sondern „gaukeln" den Nervenzellen vor, dass noch nicht genügend Botenstoffe vorhanden sind. Der dadurch erhöhte Serotoninspiegel bewirkt eine Stimmungsaufhellung.

Bei *Benzodiazepinen* handelt es sich um Beruhigungsmittel (Tranquilizer), deren bekanntester Vertreter Valium sein dürfte. Sie erhöhen die Wirkung der Gamma-Aminobuttersäure (GABA) und wirken leicht stimmungsaufhellend, angstlösend, entspannen die Muskeln und beruhigen oder wirken Schlaf fördernd. Problematisch ist das gefährliche Abhängigkeitspotenzial von Benzodiazepinen. Weitere unerwünschte Wirkungen: Beeinflussung der Gehirnchemie, Verhaltensstörungen, Geistesstörungen, Erinnerungsprobleme, Verwirrtheit, Halluzinationen, starke Irritationen, Aggressivität und befremdliches Verhalten, Schläfrigkeit, Schwindel, Koordinationsstörungen, verschwommenes Sehen, Brechreiz, Magenverstimmungen, Durchfall, Verstopfung, Kopfschmerzen, allergische Reaktionen.

Natürliche Antidepressiva sind Johanniskraut, 5-HTP und Ginkgo Biloba sowie selbstverständlich auch SAM.

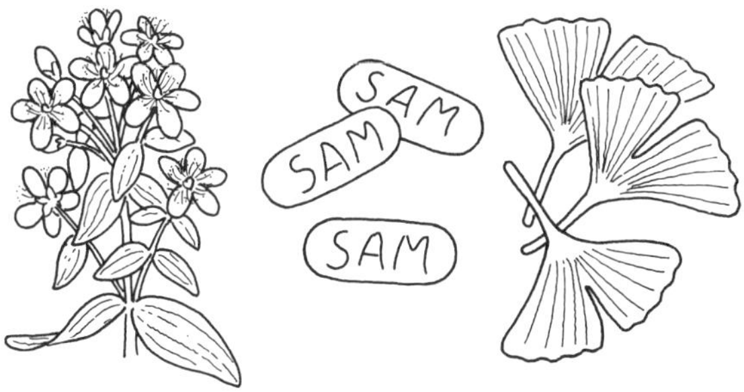

Johanniskraut ist wissenschaftlich sehr gut untersucht und kann durchaus mit der Wirksamkeit synthetischer Antidepressiva mithalten. Betrachtet man die selteneren und weniger ausgeprägten Nebenwirkungen, dann ist das natürliche Produkt den chemischen Konkurrenten sogar überlegen. Nebenwirkungen von Johanniskraut sind ein weicher Stuhl, sexuelle Funktionsstörungen, Nervosität und Lichtempfindlichkeit (Fotosensibilität) sowie eine verminderte empfängnisverhütende Wirkung der Antibabypille. Wie bei synthetischen Antidepressiva setzt die Wirkung erst nach etwa vier Wochen ein. Da Johanniskraut einen beruhigenden Effekt hat, ist es nicht besonders gut für solche Depressive geeignet, die ohnehin an Antriebsschwäche leiden.

5-HTP wird aus dem Samen der afrikanischen Pflanze Griffonia simplicifolia gewonnen und wird im Körper zu Serotonin umgewandelt. Auch die Konzentrationen anderer Neurotransmitter werden dadurch erhöht. In etlichen Studien wurde nachgewiesen, dass die Wirksamkeit von 5-HTP mit der von SSRI vergleichbar ist, es aber weitaus weniger und mildere Nebenwirkungen hat. Durch Kombination mit SAM lässt sich die Wirksamkeit von 5-HTP noch verbessern (Mitchell 1999).

Ginkgo Biloba wird vor allem gerne bei älteren Menschen verordnet. Seine antidepressive Wirkung wurde festgestellt, als man es bei Hirndurchblutungsstörungen einsetzte. Die Wirkung ist wissenschaftlich belegt und Nebenwirkungen (Magenverstimmung, Kopfschmerzen und Benommenheit) sind selten und verlaufen sehr mild: Allerdings lässt der Wirkungseintritt bis zu zwölf Wochen auf sich warten. Auch hier lässt sich eine Wirkungssteigerung durch SAM erzielen. Oft aber wird Ginkgo Biloba bei Senilität, dem prämenstruellen Syndrom, Tinnitus und Schwindel zur Durchblutungsförderung genommen.

Zur Vorbeugung neuer Depressionsphasen ist *Lithium* gut geeignet. Es wird oft in Kombination mit einem Antidepressivum verordnet, um dessen Wirksamkeit zu erhöhen.

Behandlung von Depressionen mit SAM

Bei depressiven Menschen sind die Konzentrationen von Serotonin, Noradrenalin und Dopamin im Liquor (Gehirn-Rückenmarksflüssigkeit) erniedrigt. Deshalb ist es in solchen Fällen sinnvoll, die Konzentrationen dieser Botenstoffe zu erhöhen.

Als italienische Forscher in den 1970er-Jahren die Wirkung von SAM bei Schizophrenie untersuchten, entdeckten sie zufällig seine antidepressive Wirkung. Gegen Schizophrenie half es allerdings nicht. Seither wurden zahlreiche Studien mit SAM durchgeführt und es dürfte das am besten dokumentierte natürliche Antidepressivum sein. Die Studienergebnisse lassen sich wie folgt zusammenfassen:

- Mit SAM lassen sich Depressionen und depressive Symptome genauso gut oder sogar noch besser als mit herkömmlichen Antidepressiva behandeln.

- Bis zum Wirkungseintritt vergehen bei herkömmlichen Antidepressiva oft bis zu vier Wochen oder mehr, bei SAM nur ein bis zwei Wochen.
- SAM verursacht kaum Nebenwirkungen, allenfalls milde Übelkeit oder manchmal Kopfschmerzen. Herkömmliche Antidepressiva haben mehr und schwerwiegendere Nebenwirkungen.
- SAM macht nicht abhängig, verursacht also beim Absetzen keine Entzugserscheinungen.
- SAM ist selbst in höheren Dosierungen nicht giftig.
- Bei Depressionen schlägt SAM bei 70 Prozent der Patienten an. Damit liegt seine Ansprechrate höher als die vieler herkömmlicher Antidepressiva.

Das Fallbeispiel einer typischen depressiven Patientin mag die Wirkung von SAM beschreiben (nach Stedman 2000):

„Der Rhythmus eines Wiener Walzers schwappte von irgendwoher in ihr Haus. Plötzlich verspürte Janet einen überraschenden Drang aufzustehen und zu tanzen. ‚Das war der Moment, in dem ich wusste, dass die schwarzen Tage vorbei sind. Während meiner Depression konnte ich Musik nicht ausstehen und dabei habe ich mein Leben lang Musik geliebt‘, sagte sie. Die lange Depression war schwer für die 42-jährige Vollzeitstudentin und Mutter zweier Kinder. Sie erinnert sich: ‚Kleine Dinge waren große Dinge, leicht zu erledigende Tätigkeiten waren unmöglich. Ich fühlte mich unwohl, ungeliebt und sehr unglücklich‘.“

Das Unglücklichsein schien aus dem Nichts zu kommen, genauso wie die Musik. Aber die Depression war nicht völlig neu. Janet hatte schon mehrmals vorher unter lang anhaltenden Depressionen gelitten, einmal nach der Geburt der zweiten Tochter. Diese Episode hatte sie durch Einnahme eines verordneten Antidepressivums überstanden. Obwohl ihre Traurigkeit verschwand, hatte Janet aber das Gefühl, einen Pakt mit dem

Teufel geschlossen zu haben. Als Strafe für die bessere Stimmung war sie benebelt, hatte ständig einen trockenen Mund und litt unter sexueller Unlust.

Sie wusste nicht, ob sie diese Nebenwirkungen noch einmal ertragen könnte. In dieser Situation wurde sie an einen Psychiater überwiesen, der ihr SAM verschrieb. Innerhalb von fünf Tagen fühlte sich Janet wohler. Sie erhöhte nach Rücksprache mit dem Arzt wöchentlich leicht die Dosierung und nach drei Wochen war die Depression überwunden.

Etwa sieben Tage später stellte sie einen weiteren völlig unerwarteten Effekt fest. Ihre Hände, die aufgrund einer beginnenden Arthrose leicht steif geworden waren, fühlten sich wieder viel beweglicher an: „Ich habe immer befürchtet, dass ich wie meine Mutter das Häkeln aufgeben müsste. Jetzt sieht es so aus, als könne ich für immer häkeln. SAM hat mir wahrhaftig mein Leben zurückgegeben. Ich kann wieder mehr und mehr machen und genieße es immer mehr.“

Möglicherweise wirkt SAM auf unterschiedliche Weise antidepressiv und damit anders als herkömmliche Antidepressiva. Doch ebenso wie bei diesen ist auch bei SAM der genaue Wirkmechanismus noch nicht vollständig geklärt. Einige Möglichkeiten sind:

- Erhöhte Aktivität von Serotonin
- Erhöhte Aktivität von Noradrenalin
- Erhöhte Aktivität von Dopamin
- Beeinflussung der Durchlässigkeit von Zellmembranen und dadurch Verbesserung des Transports von Nervenbotenstoffen (Neurotransmitter) im Gehirn
- Verbesserte Bindung von Neurotransmittern an die Zielzellen
- Beeinflussung weiterer chemischer Abläufe im Gehirn

Interessierte finden nachfolgend die Studienergebnisse mit SAM bei Depressionen zusammengefasst.

Meta-Analysen

1988 unterzog eine Forschergruppe (Janicek et al. 1988) die bis dahin mit SAM durchgeführten Studien einer so genannten Meta-Analyse. Darin werden verschiedene Studien mit ähnlichem Aufbau miteinander verglichen:

- In sieben Studien, in denen SAM gegen Scheinpräparate getestet wurde (doppelblind, plazebokontrolliert) sprachen 78% der Patienten auf SAM an (29 von 37), aber nur 4% (1 von 25) auf das Scheinpräparat.
- In weiteren Studien war SAM gegen andere Antidepressiva getestet worden. 109 von 142 (77%) Patienten sprachen auf SAM an (Responder), aber nur 80 von 124 (65%) auf ein herkömmliches Antidepressivum. Bei 76% der SAM-Patienten stellte sich eine Verbesserung ein, aber nur bei 61% der Patienten, die ein herkömmliches Antidepressivum eingenommen hatten.

1994 wurde eine weitere Meta-Analyse veröffentlicht (Brassi 1994). Darin wurden 38 Studien aus den Jahren 1973 bis 1992 berücksichtigt, in denen SAM bei Depressionen eingesetzt worden war. 13 Studien waren nicht kontrolliert, entsprechen also nicht voll und ganz den heutigen hohen Ansprüchen, aber bei 25 handelte es sich um kontrollierte Studien.

- In den 13 nicht kontrollierten (offenen) Studien waren 377 Teilnehmern 60–350 mg SAM intravenös (i.v.) oder 45–135 mg intramuskulär (i.m.) oder 8–42 Tage lang 1600 mg oral verabreicht worden. Generell wurden die Reaktionen auf SAM positiv bewertet und die Ergebnisse der kontrollierten Studien bestätigt. Zwei von sieben Patienten, die nicht auf herkömmliche Antidepressiva reagiert hatten, reagierten sogar auf SAM.

- In den kontrollierten Studien waren 793 Patienten untersucht worden. Bei 198 Patienten wurden 1600 mg oral eingenommenes SAM und eine vergleichbare infundierte Menge mit Scheinpräparaten verglichen. In fünf Studien war die Ansprechrate auf SAM größer als die auf Scheinpräparate (bei SAM 70 % Responder, bei Plazebo nur 30 %). Eine weitere Studie förderte jedoch kaum Unterschiede zutage. Vergleicht man die kompletten Ansprechraten, dann erzielten 38 % der SAM-Patienten einen vollständigen Respons, aber nur 22 % der Plazebopatienten.
- In mehreren kontrollierten Studien wurde bei 201 Patienten 14–42 Tage lang die intravenöse (200–400 mg) bzw. orale (600 mg) Gabe von SAM mit verschiedenen Antidepressiva verglichen. Die komplette Ansprechrate lag für SAM bei 61 % und für die herkömmlichen Antidepressiva bei nur 59 %. Teilweise lagen die Responderraten sogar bei 92 % für SAM und 85 % für andere Antidepressiva. In diesen Studien war die Wirksamkeit von SAM also der von herkömmlichen trizyklischen Antidepressiva leicht überlegen. Einen wesentlichen Unterschied aber gab es. Bei SAM blieben die unerwünschten Wirkungen weit gehend aus.

Kontrollierte Studien

Heute setzt man voraus, dass eine wissenschaftliche Studie bestimmten Kriterien genügt. Das interessierende Mittel muss gegen ein Scheinpräparat getestet werden und weder Ärzte noch Patienten dürfen wissen, wer das Testmittel (Verum) und wer ein Scheinpräparat (Plazebo) einnimmt. Man spricht von plazebokontrollierten Doppelblindstudien. Man kann ein neues Mittel aber auch gegen ein bewährtes Präparat testen. Mit SAM wurden diverse kontrollierte Studien durchgeführt.

- 1994 verglich eine kalifornische Forschergruppe bei 26 Patienten mit schweren Depressionen die Ansprechrate auf SAM oder ein trizyklisches Antidepressivum (Desipramin). Nach vier Wochen zeigte sich bei 62 % der SAM-Patienten eine signifikante Besserung, aber bei nur 50 % der Desipramin-Patienten. Interessanterweise stieg aber auch bei den Patienten, bei denen das trizyklische Antidepressivum anschlug, der SAM-Spiegel an. Das bedeutet, dass die Wirkung von Desipramin zumindest teilweise auf der Erhöhung des SAM-Spiegels beruht. Schon 1988 (nach Brown et al. 2000) hatte eine kalifornische Forschergruppe eine ähnliche Studie mit 18 Patienten durchgeführt (SAM gegen Imipramin). Zwei Drittel der SAM-Patienten zeigten nach zwei Wochen eine signifikante Verbesserung, aber nur 22 % der Imipramin-Patienten.
- In einer weiteren Multicenterstudie wurden 197 Patienten mit schweren Depressionen untersucht. 75 Patienten bekamen SAM, die anderen ein Plazebo verabreicht, jeweils intravenös. Bei SAM wurde eine 40,8-prozentige Verbesserung der Krankheitssymptome beobachtet, bei dem Scheinpräparat nur eine 27,6-prozentige (nach Brown 2000).
- In einer anderen Studie wurde bei 122 Patienten SAM drei Wochen lang gegen das Antidepressivum Clomipramin getestet. SAM brachte eine 36,5-prozentige Symptomverbesserung, das Vergleichspräparat 48,8 %. Clomipramin wirkt zwar effektiver, hat aber starke Nebenwirkungen. Deshalb kam es bei SAM zu weniger Studienabbrüchen.
- 1995 (M. Fava) bekamen 195 Patienten täglich 400 mg SAM intramuskulär gespritzt. Schon nach einer Woche trat bei der Hälfte der Patienten eine signifikante Verbesserung der depressiven Symptome ein. Bei herkömmlichen Antidepressiva, inklusive Johanniskraut, dauert dies mindestens drei Wochen. Ein schneller Wirkungseintritt ist aber

wichtig, damit Patienten die Therapie nicht vorzeitig abbrechen.

- 1992 wurde in einer Studie nachgewiesen, dass SAM die Wirkung herkömmlicher Antidepressiva unterstützen kann (hier das trizyklische Antidepressivum Imipramin). Es handelte sich um eine Doppelblindstudie mit 40 Patienten mit leichter bis schwerer Depression. Die eine Hälfte nahm SAM und Imipramin ein, die andere Hälfte ein Scheinpräparat und Imipramin. Erwartungsgemäß zeigten die Patienten der ersten Gruppe eine schnellere Besserung. Somit bietet es sich also an, den Wirkungseintritt eines herkömmlichen Antidepressivums durch Kombination mit SAM zu beschleunigen (Berlanga et al.; nach Mitchell 1999).
- Auch die Behandlung von Depressionen als Folge einer Grunderkrankung wurde wissenschaftlich untersucht. 55 Patienten mit leichter bis schwerer Depression und zusätzlich einer der folgenden Grunderkrankungen wurden untersucht: Lebererkrankung, insulinpflichtiger Diabetes, Hepatitis, virale Lungenentzündung, Psoriasis (Schuppenflechte), Herz-Kreislauf-Erkrankungen, Krebs, Fettleibigkeit, Bronchialasthma, endokrine Erkrankung, Bandscheibenvorfall, angeborene Hüftleiden. 40 Patienten wurden stationär mit SAM-Injektionen behandelt, 15 Patienten bekamen vier Wochen lang ambulant Tabletten verabreicht (2-mal 400 mg). Bei allen Patienten verbesserte sich die Depression signifikant und es traten in keinem Fall Nebenwirkungen auf, die zum Therapieabbruch geführt hätten. Das ist deshalb sehr interessant, weil bei etwa der Hälfte aller Patienten mit einer behandlungsbedürftigen Grunderkrankung auch Depressionen auftreten. Eine Depression wiederum kann eine Grunderkrankung negativ beeinflussen, schon alleine deshalb, weil sich betroffene Patienten eher gehen lassen. Auch viele Herzpatienten leiden unter einer Depression. Da jedoch einige

trizyklische Antidepressiva sogar zu Herzrhythmusstörungen führen können, ist SAM hier eine hervorragende, natürliche Alternative (nach Mitchell 1999).

- Die erste plazebokontrollierte Doppelblindstudie wurde 1973 in Italien mit 30 stationär behandelten Depressiven durchgeführt. 20 Patienten erhielten bis zu 15 Tage lang SAM. In 100% der Fälle kam es zur Stimmungsaufhellung durch SAM, aber nur bei 30% der Plazebogruppe. In manchen Fällen verschwanden fast alle Symptome nach nur vier, im Allgemeinen nach sechs bis sieben Tagen.

SAM bei Altersdepressionen

Vor allem Ältere leiden oft unter Depressionen und gerade ihnen wird meist nicht richtig geholfen, weil viele Menschen glauben, dass Depressionen einfach zum Altern dazugehören. Außerdem müssen bei älteren Patienten die zusätzliche Einnahme anderer Arzneimittel und deren mögliche Wechselwirkungen mit Antidepressiva bedacht werden. Nicht zuletzt wird die Hälfte aller depressiven älteren Menschen häufig ganz einfach falsch behandelt, was fatale Folgen haben kann. Bei SAM ist das anders, da SAM kaum Neben- und Wechselwirkungen hat. Mehr als die Hälfte aller 60-Jährigen, die – aus welchem Grund auch immer – stationär behandelt werden, haben Depressionen. Vielen von ihnen könnte problemlos mit SAM geholfen werden. Übrigens: Während die SAM-Spiegel mit zunehmendem Alter sinken, steigen die seines Abbauproduktes Homozystein an (vgl. *Homozystein – der böse Zwilling von SAM?*).

SAM bei Depressionen in der Menopause

Das weibliche Hormon Östrogen moduliert die Nervenbotenstoffe Serotonin und Dopamin. Daher sind Frauen in der Menopause eher empfänglich für solche hormonbedingten Depressionen. SAM kann das Gleichgewicht der Neurotransmitter wiederherstellen. Daher sollte durchaus überlegt werden, ob SAM statt einer Hormontherapie angeraten ist.

Dosierungsempfehlungen von SAM bei Depressionen

Die zahlreichen Studien mit SAM belegen ganz eindeutig, dass sowohl Injektionen als auch die orale Einnahme wirksam sind. Damit SAM nicht von der Magensäure verdaut werden kann, sind die Kapseln mit einem magensaftresistenten Film überzogen. Dadurch ist gewährleistet, dass der Wirkstoff im Darm resorbiert und in die Blutbahn aufgenommen wird. Auf diesem Weg gelangt er dorthin, wo er gebraucht wird, nämlich in das Gehirn, die Leber und das Knorpelgewebe usw.

Die Dosierung von SAM sollten Sie auf jeden Fall mit Ihrem Arzt oder Heilpraktiker abstimmen. Auf der Basis zahlreicher Studien haben verschiedene Autoren Dosierungsempfehlungen abgeleitet, die jedoch lediglich einen Anhaltspunkt darstellen (Graci und Costa 1998, Mitchell 1999, Stedman 2000, Brown et al. 2000):

- Behandlungsbeginn mit 1600 mg oral (2-mal 800 mg oder 4-mal 400 mg) täglich für zwei bis drei Wochen, bis eine antidepressive Wirkung einsetzt (Graci und Costa 1998). Je nachdem wie gut sich die depressiven Symptome dann gebessert haben, wird die Dosis anschließend auf 800 mg oder 400 mg täglich verringert.
- Behandlungsbeginn mit 400 mg SAM pro Tag (Brown et al. 2000). Wenn sich die Depression nach zwei Wochen nicht

wenigstens um ein Viertel verbessert hat, auf 800 mg erhöhen. Wenn nach zwei weiteren Wochen immer noch keine Besserung eingetreten ist, kann man die Dosis noch weiter erhöhen und eventuell in Absprache mit einem Arzt mit anderen Antidepressiva kombinieren.

- Bei milden Depressionen scheinen sogar 2-mal 200 mg SAM täglich zu helfen. Falls man mit dieser Dosierung begonnen hat und sich nach 14 Tagen keine Wirkung zeigt, sollte auf 4-mal 200 mg erhöht werden. Falls auch dann eine Wirkung ausbleibt, sollte SAM mit einem anderen geeigneten Antidepressivum kombiniert werden (Stedman 2000).
- Wer gewöhnlich sehr sensibel auf Arzneimittel reagiert, sollte mit nur 200 mg SAM täglich beginnen und nach einer Woche gegebenenfalls auf 400 mg erhöhen.
- Zusätzlich ist die tägliche Einnahme von Vitamin B_{12} und Folsäure oder eines Vitamin-B-Komplexes in der vom Hersteller empfohlenen Dosierung (z.B. je 1 mg) wichtig.
- Bei der Kombination von SAM mit einem anderen Antidepressivum (Verringerung der Nebenwirkungen und Dosisverringerung) startet man mit 1600 mg und reduziert oder setzt SAM sogar ganz ab, sobald ein antidepressiver Effekt spürbar ist. Natürlich kann man auch erwägen, das klassische Antidepressivum abzusetzen und SAM beizubehalten.
- Möglich ist auch, beide Antidepressiva einzunehmen, aber die jeweilige Dosis zu verringern. So lassen sich die starken Nebenwirkungen herkömmlicher Antidepressiva verringern. Man sollte sich bei der Dosierung vom Schweregrad der Krankheit leiten lassen.
- SAM darf auf keinen Fall mit einem MAO-Hemmer kombiniert werden!
- Falls von einem herkömmlichen Antidepressivum auf SAM umgestellt werden soll, muss (unter ärztlicher Kontrolle) auf

eine langsame Dosisreduktion des bisherigen Medikaments über mehrere Tage hinweg geachtet werden (ausschleichend dosieren).

- Auch mit Johanniskraut kann man SAM kombinieren:
  - Die Anfangsdosis kann 900 mg Johanniskraut betragen (3-mal 300 mg oder 2-mal 450 mg).
  - Falls sich nach mehreren Wochen keine Wirkung einstellt, kann man die Dosis auf 1200 mg erhöhen und zusätzlich 200 mg SAM einnehmen.
  - Nach einer weiteren Woche wird SAM dann auf 400 mg (2-mal 200 mg) erhöht.
- Offenbar wird SAM besser resorbiert, wenn man es nüchtern einnimmt, etwa eine halbe Stunde vor den Mahlzeiten.
- Vorsicht bei der Einnahme am Abend, da SAM einen Energieschub verursachen kann.

Die Einnahmedauer wird für SAM bei schwerer Depression mit mindestens neun bis zwölf Monaten angegeben. Gegebenenfalls ist aber auch eine Dauertherapie nötig, z.B. bei chronischer Depression oder bei Dysthymia. Sofern die depressiven Symptome nach Absetzen von SAM wieder auftreten, sollte mit der Einnahme wieder begonnen werden.

Nachdem sich die Symptome um etwa die Hälfte gebessert haben, sollte man SAM noch wenigstens vier Monate (bis zu neun Monate lang) einnehmen. Auch bei Langzeiteinnahme wurden keine besonderen Nebenwirkungen beobachtet.

Eine medikamentöse Therapie kann immer nur der Anfang oder ein Teil der Depressionsbehandlung sein. Wichtig ist auf jeden Fall die Ursachenbeseitigung, beispielsweise durch eine Psychoanalyse. Auch als Patient kann man selbst eine ganze Menge tun, wobei jeder Mensch selbst herausfinden muss, was am besten für ihn ist:

Helfen können auch Verhaltensänderungen (kein Alkohol als

Problemlöser, sondern ein ausgewogener Lebensstil!), Stressbewältigung, sportliche Betätigung, Spaziergänge, Meditation, Entspannungsübungen, ausreichend Schlaf, mindestens eine Aktivität pro Tag durchführen, die Freude bereitet, schöne Musik hören und vieles mehr.

SAM bei Arthrose

Wer sich eingehender mit SAM befasst, wird feststellen, dass es beim Vergleich der englischsprachigen und der deutschsprachigen Literatur leicht zur Begriffsverwirrung kommen kann. Deshalb sei vorab erwähnt, dass der englische Begriff Osteoarthritis meist dem deutschen Begriff Osteoarthrose oder Arthrose gleichgestellt wird. Deshalb wird in den folgenden Kapiteln immer von Arthrose die Rede sein. Diese degenerative Gelenkerkrankung, der Gelenkverschleiß, gehört zum rheumatischen Formenkreis und ist mit 55 % die weitaus häufigste rheumatische Erkrankung.

Für ein buchstäblich reibungsloses Funktionieren unserer Gelenke ist unter anderem ein gesundes Knorpelgewebe nötig. Nur dann läuft alles wie „geschmiert". Im Laufe der Jahre kommt es bei den meisten Menschen aber zu einem Ungleichgewicht zwischen Abbau und Neubildung von Knorpelsubstanz. Irgendwann stößt dann Knochen an Knochen, weil die Abpolsterung (Stoßdämpfer) fehlt und der Abbau und die Deformierungen greifen auf das Knochengewebe und die Gelenkkapsel über.

Bei immerhin 80 % der 60-Jährigen ist eine Arthrose nachweisbar, wobei Frauen öfter betroffen sind (3/4) als Männer (1/4). Aber nicht in allen Fällen treten auch Symptome auf. Trotzdem, ab dem 65. Lebensjahr stellt die Arthrose die Hauptursache für Körperbehinderungen dar (Mitchell 1999).

Die Ursachen für eine Arthrose sind sehr vielfältig. Man unterscheidet zwischen der selten vorkommenden primären und der häufigen sekundären Arthose. Bei der primären Form liegt eine genetische Veranlagung vor. Der sekundären Form der Arthrose liegen meist bestimmte Auslöser zugrunde. Dazu zählen beispielsweise Gelenkfehlstellungen, Übergewicht, Überbelastung oder sich ständig wiederholende gleichförmige Bewegungen,

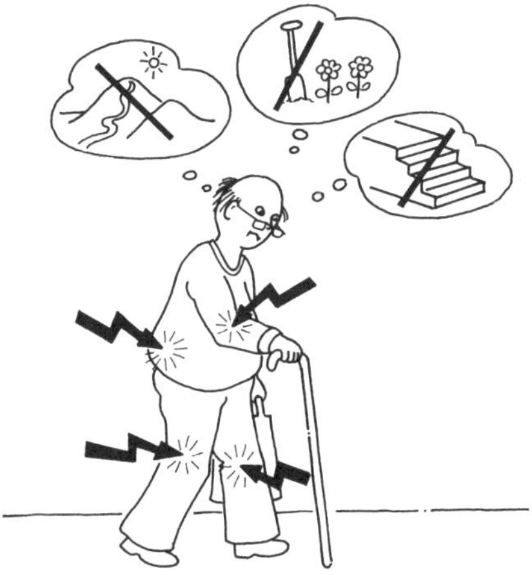

Entzündungen, Stoffwechselstörungen, Brüche und Operationen.

Symptome einer Arthrose sind je nach Schweregrad morgendliche Gelenksteifigkeit, Steifigkeit nach Ruhe, Bewegungsschmerzen, Schmerzen bei Belastung und im fortgeschrittenen Stadium sogar Ruheschmerz (nachts), Empfindlichkeit um die betroffenen Gelenke herum und Druckschmerz bis hin zu Fehlstellungen. Parallel zum Abbau der Gelenke bilden sich oft entzündliche Schwellungen und Knoten, vor allem in den Handgelenken. Dadurch kann die Beweglichkeit stark eingeschränkt werden. Kommt eine Entzündung hinzu, spricht man von aktivierter Arthrose.

Herkömmliche medikamentöse Arthrose-Therapie

Ähnlich wie bei der Behandlung von Depressionen wird auch bei der medikamentösen Therapie der Arthrose oft der Teufel mit dem Beelzebub ausgetrieben. Folgende Medikamentengruppen gehören zum herkömmlichen Repertoire:

Analgetika (Schmerzmittel)

An erster Stelle steht die Schmerzlinderung mit Analgetika. Aspirin dürfte in diesem Zusammenhang das wohl bekannteste Arzneimittel sein.

NSAR (Nichtsteroidale Antirheumatika)

Diese Arzneimittelgruppe lässt Schmerzen und entzündliche

Schwellungen rasch zurückgehen, indem sie die Bildung bestimmter Stoffe, der Prostaglandine, beeinflusst. Leider führt genau das zu problematischen Nebenwirkungen. Es gibt nämlich verschiedene Arten von Prostaglandinen, die unterschiedliche Aufgaben erfüllen. Während eine Art Entzündungen fördert, unterstützt eine andere die Produktion der schützenden Magen- und Darmschleimhaut.

Durch eine wahllose Hemmung werden beide behindert. Die Gelenkerkrankung wird also auf Kosten von Magengeschwüren behandelt. So entwickeln etwa $^1/_5$ der Verwender von NSAR irgendwann ein Magengeschwür oder sogar Blutungen. Dadurch sterben in Deutschland jährlich schätzungsweise mehr als 2000 Menschen. Doch damit nicht genug, einige NSAR können sogar den Knorpel noch weiter abbauen, indem sie das Gleichgewicht von Knorpelaufbau und -abbau zugunsten des Letzteren verschieben. Dieser knorpelabbauende Effekt durch NSAR ist bei Arthrose außerdem stärker ausgeprägt als bei gesundem Knorpel. Weitere Nebenwirkungen sind Kopfschmerzen und Tinnitus (Ohrgeräusche).

COX-2-Hemmer

Diese Arzneimittel der neueren Generation verursachen weitaus weniger Magen-Darm-Probleme, denn Sie hemmen nur die Prostaglandine, die für die Entzündungen verantwortlich sind. Aber immerhin bilden sich noch bei 7 % der Patienten Magen-Darm-Geschwüre. Außerdem führen einige Vertreter der COX-2-Hemmer zu einem erhöhten Herzinfarktrisiko – sicherlich vielen bekannt ist der Fall Vioxx®. Ihre Wirksamkeit hinsichtlich der Schmerz- und Entzündungshemmung ist vergleichbar mit der von NSAR.

Kortikosteroide

Diese Medikamente werden nur vorübergehend zur Entzündungshemmung eingesetzt, denn auch sie haben starke

Nebenwirkungen. Sie können Gewichtszunahme, höhere Empfindlichkeit für Blutergüsse, Osteoporose und Bluthochdruck verursachen. Ihre Wirkung lässt überdies mit der Zeit nach und auch der Knorpelabbau wird noch gefördert.

Behandlung der Arthose mit SAM

SAM ist eine echte Alternative zu den mit starken Nebenwirkungen behafteten klassischen Medikamenten. Das wurde schon 1986 auf einem Symposion deutlich gemacht (Schumacher et al. 1987). Deshalb darf SAM in Deutschland auch zur Behandlung von Arthrose verordnet werden. Es wirkt in mehrfacher Hinsicht: Einerseits nimmt SAM den Schmerz und lindert die Entzündung. Andererseits ist es sicher (ohne besondere Nebenwirkungen) und kann darüber hinaus auch noch dem Gelenkabbau entgegenwirken und sogar den Knorpelaufbau fördern. Zum besseren Verständnis hier eine kurze Erklärung zum Aufbau des Knorpels, bei dem vor allem drei Faktoren wichtig sind:

Kollagen ist das Strukturprotein des Bindegewebes.

Proteoglykane sind Riesenmoleküle mit Eiweiß- und Zuckeranteilen, die Wasser binden und dadurch für einen Quelleffekt mit Stoßdämpferfunktion sorgen.

Chondrozyten sind Zellen, die Chondroitinsulfat (= Vorläufer von Glukosamin, einem Bestandteil der Proteoglykane), Kollagen und eben Proteoglykane produzieren. Die Chondrozyten sind in das Knorpelgewebe eingebettet und benötigen Glukose als Energielieferant. Ist der Knorpel wie im Fall einer Arthrose aber zerstört, kann Glukose nicht dorthin gelangen und die Chondrozyten können kein neues Knorpelgewebe herstellen. Bei einer Arthrose werden daher mehr Proteoglykane und Kollagen abgebaut als neu produziert. Man vermutet, dass SAM die Chondrozyten aktiviert und so die Bildung von Proteoglykanen anregt. Dadurch wirkt SAM der Zerstörung des Knorpels entgegen.

Vermutlich beruht auch die Schmerzlinderung durch SAM teilweise auf diesem Reparatureffekt. Daher ist es auch nicht verwunderlich, dass diese Schmerzlinderung auch noch Wochen nach dem Absetzen von SAM anhält. Auf jeden Fall ist SAM chondroprotektiv, das heißt, es schützt das Knorpelgewebe. Die herkömmlichen Therapeutika hingegen, wie NSAR, zerstören es noch weiter.

Dem entzündungshemmenden Effekt von SAM liegen verschiedene Mechanismen zugrunde, deren Erörterung jedoch hier zu weit führen würde. In tierexperimentellen Studien wurde aber festgestellt, dass die Entzündungshemmung durch SAM mit herkömmlichen Medikamenten durchaus vergleichbar ist (Gualano et al. 1985).

Da die Arthrose eine ständig fortschreitende Erkrankung ist, ist eine komplette Heilung nicht zu erwarten. Aber SAM kann den Schmerz nehmen, ohne die unerwünschten Nebenwirkungen der NSAR zu verursachen, und wirkt außerdem dem Fortschreiten der Erkrankung entgegen. Auch scheint SAM eine schützende Wirkung auf die Magenschleimhaut – also die gegenteilige Wirkung von NSAR – zu haben (Reglin 2005).

Allerdings ist SAM nur ein Teil der Behandlung. Wichtig sind auch eine ausgewogene Ernährung und ausreichend Bewegung (z.B.: Massage, Krankengymnastik, Wassergymnastik, Schwimmen und Fahrradfahren), damit die Gelenke nicht noch mehr versteifen. Auch wenn sie schmerzen, ist es wichtig, die Gelenke regelmäßig zu bewegen, wobei eine Überbeanspruchung vermieden werden sollte.

Da 60 Prozent der Arthrosepatienten übergewichtig sind, stellt auch die Gewichtsabnahme einen wesentlichen Faktor in der Therapie dar. Schon ein paar Pfunde weniger können das Fortschreiten der Krankheit enorm beeinflussen.

Weitere hilfreiche Mittel bei Arthrose sind Glukosamin, Chondroitin, MSM, Brennnesselextrakt und Glykonährstoffe (vergleiche Pies 2005). Daneben gibt es selbstverständlich auch die Möglichkeit, chirurgisch einzugreifen.

Die Erkenntnis, dass SAM zur Behandlung von Arthrose eingesetzt werden kann, basiert ebenfalls auf einer unerwarteten Nebenwirkung, die bei den ersten Untersuchungen zur Behandlung von Depressionen beobachtet wurde. Mit der Depression verschwand nämlich bei einigen Patienten auch die Arthrose. Allerdings tritt die Wirkung nicht ganz so schnell ein wie bei der Behandlung einer Depression.

Schon bald stellte sich heraus, dass SAM genauso effektiv ist wie herkömmliche Antirheumatika (vgl. Schumacher et al. 1987).

- In einer plazebokontrollierten Doppelblindstudie wurden 734 Patienten mit Hüft-, Knie-, Wirbelsäulen- oder Handarthrose 30 Tage lang täglich oral mit 1200 mg SAM, 750 mg eines herkömmlichen Schmerzmittels (Naproxen) oder Plazebo behandelt. Die Symptombesserung durch SAM stand der des Vergleichspräparats in nichts nach, aber SAM wurde viel besser vertragen (Caruso 1986).

1999 stellte sogar die amerikanische, eher schulmedizinisch orientierte *Arthritis Foundation* fest (nach Stedman 2000): „Medizinexperten der *Arthritis Foundation* haben den Eindruck, dass ausreichend Informationen vorliegen, die den Anspruch stützen, dass SAM zur Schmerzlinderung führt."

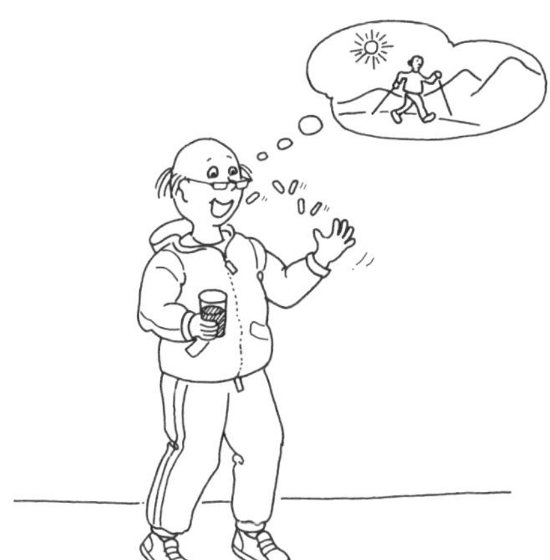

Nicht kontrollierte Studien:

Auch wenn nicht-kontrollierte Studien dem hohen wissenschaftlichen Niveau moderner Untersuchungen nicht genügen, untermauern sie oft deren Ergebnisse.

- Bei mehr als 21 000 Patienten, die oral mit 400 bis 1200 mg SAM behandelt wurden, wurde festgestellt, dass die Wirksamkeit von SAM mit der von NSAR vergleichbar ist. Mit dem wesentlichen Unterschied, dass SAM viel besser verträglich ist. Ein Autor schlug SAM sogar als Prototyp „einer neuen Klasse sicherer Arzneimittel zur Arthrosebehandlung“ vor (di Padova 1987).
- In einer groß angelegten deutschen (nicht-kontrollierten) Studie (Berger und Nowak 1987) wurden 20 641 Patienten mit Arthrose der Wirbelsäule, der Hüfte, Finger oder Knie acht Wochen lang oral mit SAM behandelt. Bei 71 % wurde die Besserung der Symptome als sehr gut bis gut, bei 21 % als mäßig und bei nur 9 % als schlecht beschrieben. Die Verträglichkeit war in 87 % der Fälle als sehr gut oder gut beschrieben worden, bei 8 % als mäßig und bei 5 % als schlecht.
- In einer Multicenterstudie wurden 97 Patienten mit Arthrose der Wirbelsäule, der Knie oder der Hüfte mit SAM behandelt. Zwei Wochen lang wurden täglich 600 mg und dann 400 mg SAM verabreicht. Schon nach einer Woche wurden erste Verbesserungen beobachtet und nach vier Wochen war der größte Teil des Therapiezieles erreicht. 20 Patienten berichteten über leichte Nebenwirkungen, aber niemand brach die Studie ab. Auch depressive Symptome verbesserten sich.

Kontrollierte Studien

- In einer weiteren Doppelblindstudie (Müller-Faßbender und Nagel 1986 und Faßbender 1987) wurde bei 36 Patienten mit einer Arthrose der Hüfte, Knie oder der Wirbelsäule die

Wirkung von SAM mit der von Ibuprofen verglichen. Die Behandlung sah vier Wochen lang oral 1200 mg SAM oder Ibuprofen vor. In beiden Gruppen fand man ähnlich gute Symptomverbesserungen und eine ähnlich gute Verträglichkeit.

- Ebenfalls bei 36 Patienten wurde SAM (oral 1200 mg) gegen Indometacin (oral 150 mg) getestet (Vetter 1987). Nach vier Wochen fand man in beiden Gruppen eine ähnlich gute, signifikante Besserung der Symptome. Unter SAM kam es bei zwei Patienten zu leichtem Brechreiz, während bei Indometacin sieben Patienten über Nebenwirkungen klagten.
- In einer italienischen Doppelblindstudie wurden 734 Arthrose-Patienten 30 Tage lang oral mit 1200 mg SAM oder 750 mg Naproxen behandelt (Caruso und Pietrogrande 1987). Beide Wirkstoffe waren vergleichbar bezüglich der Schmerzlinderung, aber SAM wurde weitaus besser vertragen. Die Autoren plädierten dafür, dass SAM „es wert ist, in die Reihe der adäquatesten Arzneimittel für das medizinische Management der Arthrose aufgenommen zu werden".
- 1985 wurde bei 150 Patienten mit Hüft- oder Kniearthrose in einer doppelblind angelegten Multicenterstudie 30 Tage lang 3-mal 400 mg SAM gegen das Schmerzmittel Ibuprofen getestet (Marcolongo et al. 1985). Unter SAM war die Schmerzlinderung etwas größer als unter Ibuprofen. Während nur fünf SAM-Patienten leichte Nebenwirkungen hatten, waren es 16 der Ibuprofen-Patienten.
- 1994 wurde 28 Tage lang an zwei Zentren eine plazebokontrollierte Doppelblindstudie durchgeführt. Fünf Tage lang wurden 400 mg SAM intravenös, dann 3-mal 200 mg oral gegeben. 81 Patienten mit Kniearthrose nahmen an der Studie teil. Bei mild ausgeprägter Symptomatik konnte man schon nach 14 Tagen eine signifikante Überlegenheit von SAM bei der Schmerzlinderung erkennen (allgemein und

Ruheschmerz). Bei schweren Fällen konnte man allerdings keinen Unterschied feststellen.

- 1998 wurden 108 Patienten zwei Jahre lang mit zunächst 3-mal 200 mg und dann 2-mal 200 mg SAM behandelt (nach Graci und Costa 1998). Man beobachtete eine generell positive Wirkung bezüglich der Morgensteifigkeit und des Schmerzes (Ruhe- und Bewegungsschmerz).
- Eine weitere Studie mit 90 Patienten erbrachte keine Überlegenheit von SAM gegen Indometacin oder Piroxicam.
- In einer Langzeitstudie erhielten 108 Arthrose-Patienten 24 Monate lang SAM (König et al. 1987). Die Behandlung begann mit einer Tagesdosis von 3-mal 200 mg und wurde nach zwei Wochen auf 2-mal 200 mg verringert. Schon nach vier Wochen war der größte Behandlungserfolg eingetreten. Nach zwei Jahren waren bei 80 % der 97 in der Studie verbliebenen Patienten (78 Patienten) sämtliche Krankheitssymptome verschwunden. Bei den restlichen waren sie teilweise zurückgegangen. 90 % der Ärzte und 85 % der Patienten bewerteten SAM als sehr gut oder gut.

Dosierungsempfehlungen von SAM bei Arthrose

Brown empfiehlt bei Arthrose (Brown et al. 2000, S. 239):

- Bei *akuten Schmerzen*: 1200 mg SAM pro Tag (3-mal 400 mg zu den Mahlzeiten).
- Bei *moderaten Schmerzen*: 3-mal 200 mg zu den Mahlzeiten.
- Bei *geringfügigen Schmerzen*: je 200 mg zum Frühstück und zum Abendessen.
- Zur *Vorbeugung* können 200–400 mg SAM hilfreich sein.

Graci und Costa (1998) empfehlen gemäß der Studienergebnisse 600 bis 1600 mg SAM pro Tag. Man sollte gegebenenfalls mit

2-mal 200 mg starten, dann auf 3-mal 400 mg steigern und anschließend wieder auf 2-mal 200 mg pro Tag reduzieren. Die Dosierung sollte sich an der Schwere der Symptome orientieren. Bitte während der Behandlung die Einnahme von Folsäure und Vitamin B_{12} nicht vergessen.

Kombiniert man SAM mit NSAR, kann deren Wirksamkeit verbessert werden. Auch die Kombination mit Hyaluronsäure hat sich als äußerst nützlich erwiesen (Billigmann 2000).

Selbstverständlich sind bei einem Arzneimittel immer die Angaben des Herstellers und die ärztliche Verordnung maßgebend.

SAM bei Lebererkrankungen

Unsere Leber spielt eine äußerst wichtige Rolle bei der Umwandlung der Nahrung in lebenswichtige Bestandteile und stellt dem Körper lebenswichtige Substanzen wie Eiweiße, Harnstoff und Cholesterin zur Verfügung. Außerdem ist sie für die Entgiftung des Blutes verantwortlich und hält Eisen, Zucker und einige Vitamine so lange vorrätig, bis sie gebraucht werden. Schließlich hat sie auch eine steuernde Funktion beim Immunsystem und der Hormonregulierung.

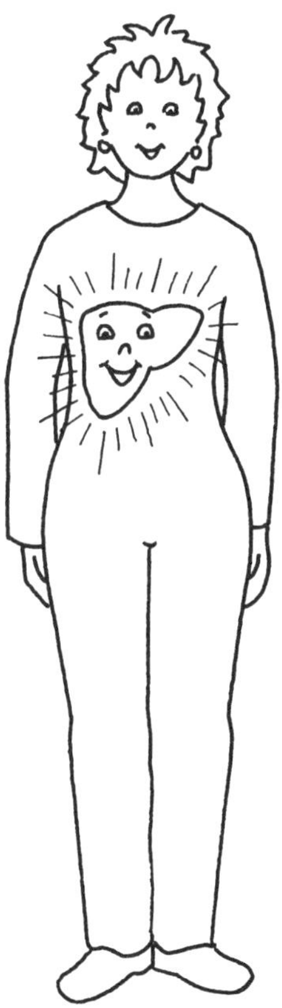

Neben viraler Hepatitis und medikamentös bedingten Funktionsstörungen der Leber ist Alkoholmissbrauch eine der häufigsten Ursachen für schwere Lebererkrankungen, auch wenn es etwa vierzig verschiedene Ursachen für eine Leberzirrhose (Leberschrumpfung) gibt. Zwar ist unsere Leber als einziges Organ dazu in der Lage, wieder nachzuwachsen, selbst wenn ein großer Teil operativ entfernt wurde (bis zu 80 %). Sind die Leberzellen aber erst einmal durch Alkoholmissbrauch zerstört, geht die Leber unweigerlich zugrunde.

In geringen Mengen toleriert die Leber Alkohol gut, aber schon 40–80 g pro Tag sind zu viel. Die Grenzwerte liegen je nach persönlicher Konstitution bei etwa 3–6 Gläser Bier, 4–8 Gläser Wein oder 4–8 Schnäpsen. Nicht der Alkohol selbst ist das eigentliche Problem, sondern der Abbau des Alkohols.

Dabei entsteht Azetaldehyd, das die Leberzellen zerstört. Es bewirkt, dass die Leber Fett nicht mehr in Energie umwandeln kann. Außerdem verliert die Leber dadurch die Fähigkeit, Glykogen in Glukose umzuwandeln. Es entsteht eine Fettleber, der erste Schritt zur Leberzirrhose. Außer den nachfolgend angesprochenen Effekten vermag SAM auch der Fettablagerung in der Leber entgegenzuwirken.

Bei Leberzirrhose und anderen Lebererkrankungen ist der SAM-Gehalt der Leber verringert. Sogar geringe Mengen Alkohol scheinen den SAM-Gehalt der Leber bereits negativ zu beeinflussen. Ein Grund dafür dürfte die Tatsache sein, dass das Enzym (MAT) gehemmt wird, das für die Bildung von SAM aus Methionin und ATP verantwortlich ist (vgl. *SAM – Eine körpereigene Substanz, die überall mitmischt*).

Beim Alkoholabbau in der Leber entstehen aber auch sehr viele freie Radikale. Für deren Abbau wird Glutathion benötigt und an dessen Bildung wiederum ist SAM beteiligt. Ein SAM-Mangel führt dann zu:

- Methioninerhöhung (schädlich für die Leber)
- Glutathionmangel (mangelhafter Schutz vor freien Radikalen)
- Verminderte Gallensäurebildung (wichtig für die Fettverdauung)
- Verlust der Geschmeidigkeit der Zellmembranen
- Verminderte Zellbildung und -reparatur

Daher erscheint es sinnvoll, die gestörte SAM-Bildung durch direkte Zufuhr von SAM zu umgehen.

- In einer doppelblinden Multicenterstudie konnte an 123 Patienten mit alkoholbedingter Leberzirrhose nachgewiesen werden, dass SAM dafür als Therapeutikum geeignet ist. Die

Studie dauerte zwei Jahre. Die Sterberate in der Gruppe von Patienten, die täglich 1200 mg SAM bekamen war signifikant niedriger und es waren seltener Lebertransplantationen notwendig. Besonders profitierten Patienten mit weniger stark ausgeprägter Zirrhose. Diese Befunde werden auch durch andere Studien unterstützt (Mato et al. 1999).

Die Tatsache, dass mehr als die Hälfte des im Körper vorhandenen SAM in der Leber konzentriert ist, belegt, dass es dort besonders nötig gebraucht wird. Das ist beispielsweise bei der Glutathionsynthese der Fall (vgl. *Schwefelübertragung für den Radikalenfänger Glutathion*). Werden Leberzellen nachhaltig zerstört oder in ihrer Funktion gehemmt, dann ist die Zufuhr von SAM hilfreich. SAM unterstützt die Leber auf unterschiedliche Weise:

- SAM liefert die Schwefelgruppen für die Glutathion- und die Taurinsynthese. Glutathion ist unser wichtigster Radikalenfänger (Antioxidans), spielt bei der Entgiftung eine große Rolle und ist wichtig für die Bildung der Gallensalze. Taurin ist ein Fettemulgator und ebenfalls wichtig für die Gallensalzbildung. Studien haben Hinweise erbracht, dass die SAM-Gabe bei Leberpatienten die Glutathion- und Taurinspiegel erhöht.
- SAM ist wichtig für die Elastizität und Geschmeidigkeit der Membranen der Leberzellen, ihre Erbsubstanz (DNS) und die Mitochondrien (Kraftwerke der Zellen).
- Auch die Entgiftungsfunktion der Leber wird durch SAM unterstützt. Studien aus den 1980er-Jahren zeigten, dass SAM sehr schnell und effektiv Blei über den Stuhl aus dem Blut entfernt (nach Stedman 2000). Ein US-Unternehmen vermarktet SAM sogar als Entgiftungsmittel für Katzen und Hunde (bei Arzneimittelüberdosierungen).

Die positive Wirkung von SAM auf die Leber ist möglicherweise die nachhaltigste dieser Substanz überhaupt. Die Rolle, die SAM für eine gesunde Leber spielt, und seine Bedeutung als Therapeutikum bei verschiedenen Lebererkrankungen hat man in zahlreichen Studien untersucht. Die wichtigsten Ergebnisse wurden in zwei umfangreichen Symposiumsbänden veröffentlicht (Friedel 1989, Lieber u. Williams 1990, Capocaccia et al. 1992):

- In einer Studie nahmen 20 Patienten mit Leberzirrhose 6-mal 30 mg SAM pro Tag plus Vitamin B_{12} ein. Folgende Leberfunktionen wurden überprüft: Proteinproduktion (speziell Albumin), Abbau der roten Blutkörperchen (Bilirubinmetabolisierung) und die Ausschüttung von Immunstoffen. Nach 30 Tagen hatten sich alle Funktionen verbessert. 20 Patienten der Kontrollgruppe hatten nur Vitamin B_{12} eingenommen, bei ihnen wurde keine Verbesserung beobachtet.
- In einer Doppelblindstudie von 1975 wurden 28 Patienten mit Leberzirrhose 150 mg SAM zuzüglich 2000 Einheiten Vitamin B_{12} intravenös gespritzt. Die Kontrollgruppe (25 Patienten) erhielt nur Vitamin B_{12}. Bei den SAM-Patienten wurde eine signifikante Verbesserung der Leberfunktion, einschließlich der Eiweißbildung, beobachtet.
- Ebenfalls 1975 wurde eine Studie mit 70 stationär behandelten Patienten durchgeführt, die an chronischer Hepatitis litten. Eine Gruppe bekam 20 Tage lang 2-mal täglich 15 mg SAM intravenös. Die andere Gruppe bekam stattdessen ein Scheinpräparat. Bei den mit SAM behandelten Patienten konnte die normale Eiweißproduktion (Albumin) wiederhergestellt werden.
- In einer dritten Doppelblindstudie aus dem Jahre 1975 bekamen 15 Patienten mit Leberzirrhose einen Monat lang 4-mal täglich 15 mg SAM intramuskulär oder intravenös gespritzt.

Eine gleich große Kontrollgruppe bekam L-Methionin und ATP, also die Bausteine von SAM, verabreicht. Nur bei den Patienten aus der SAM-Gruppe erzielte man jedoch eine Normalisierung der Albuminproduktion. Das bedeutet, dass offenbar tatsächlich das für die Bildung von SAM benötigte Enzym MAT nicht mehr funktionierte. Andernfalls hätte die Leber SAM bei den Teilnehmern der Kontrollgruppe selbst aus ATP und Methionin herstellen können.

- 1989 wurde in Italien der SAM-Effekt auf die Bildung von Glutathion bei Leberzirrhose untersucht: 9 Patienten mit alkoholbedingter Leberzirrhose nahmen sechs Monate lang täglich 1500 mg SAM ein, dieselbe Menge erhielten auch 7 Patienten mit nicht alkoholbedingter Leberzirrhose, weitere 8 Patienten mit alkoholbedingter Leberzirrhose bekamen ein Scheinpräparat und 15 gesunde Patienten dienten zur Kontrolle. Bei den Zirrhotikern lagen die Glutathionwerte zu Beginn der Studie signifikant unter denen der Kontrollgruppe. Mit SAM konnte eine signifikante Erhöhung der Glutathionwerte erzielt werden.
- In Mexiko wurde bei 45 Patienten mit alkoholbedingter Leberzirrhose 15 Tage lang SAM oder ein Plazebo (Doppelblindstudie) injiziert. Die Ergebnisse von SAM waren signifikant besser als die des Plazebos.
- 1992 wurden in London 24 Patienten mit chronischer Lebererkrankung in einer Studie untersucht. 13 erhielten zwei Wochen lang täglich oral SAM, elf Patienten bekamen ein Scheinpräparat. Bei zehn SAM-Patienten und bei vier Patienten der Plazebogruppe konnten Cholesterinablagerungen außerhalb der Leber signifikant verringert werden.
- 1992 wurde in Japan der Einfluss von SAM auf die Zelldurchlässigkeit untersucht. Dazu wurden 16 Patienten mit Leberzirrhose täglich 600 mg SAM intravenös gespritzt. Der Cholesteringehalt in den roten Blutkörperchen konnte dadurch

signifikant verringert und die Durchlässigkeit (Permeabilität) der Zellmembranen konnte erhöht werden.

SAM hat einen mehrschichtigen Effekt auf die Leberzirrhose:

- Verbesserte Fähigkeit von Mitochondrien, Substanzen aufzunehmen
- Verbesserte Eigenregeneration der Leber
- Verbesserte Fähigkeit der Leber, Eiweiße herzustellen
- Verbesserter Leberstoffwechsel

Wenn auch keine völlige Regeneration der Leber durch SAM erwartet werden darf, kann es ihre Funktion doch so weit verbessern, dass die Betroffenen ein längeres und gesünderes Leben führen können.

Eines muss jedem Betroffenen dennoch klar sein: SAM ist kein Freifahrtschein für Alkoholkonsum. Bei Leberzirrhose heißt es: Finger weg vom Alkohol! Sonst vermag auch SAM nicht zu helfen.

Man vermutet, dass bei alkoholbedingten Lebererkrankungen vor allem in den Mitochondrien der Glutathiongehalt abnimmt. Durch Alkohol wird nämlich die Geschmeidigkeit der Mitochondrienmembran verschlechtert und damit der Glutathiontransport in die Mitochondrien verringert. SAM wiederum normalisiert die Geschmeidigkeit und Durchlässigkeit der Membranen. Somit kurbelt SAM also die Bildung des so wichtigen Radikalenfängers Glutathion an und sorgt zugleich für dessen korrekte Verteilung innerhalb der Zellen (Reglin 2005).

Die intrahepatische Cholestase ist eine besondere Form der Gelbsucht, bei der die Gallenausschüttung behindert ist und die verschiedene Ursachen (Medikamente, Schwangerschaft usw.) haben kann. Auch sie kann mit SAM behandelt werden, wie Studien gezeigt haben. Man führt den positiven Effekt auf die

Verbesserung der Membraneigenschaften (Geschmeidigkeit) zurück. In mehreren Studien wurde bei etwa 1000 Patienten nachgewiesen, dass sich intrahepatische Cholestasen unterschiedlicher Ursache mit 800 mg SAM intravenös oder 1600 mg oral erfolgreich behandeln lassen. Die Autoren einer Übersichtsarbeit (Amasio et al. 1990) stellen daher fest: „SAM scheint der erste sichere und effektive Schritt bei der Behandlung dieses Symptoms zu sein".

SAM bei Fibromyalgie

Fibromyalgie ist eine Krankheit, die noch wenig erforscht ist, und das bekommen Betroffene oft genug zu spüren, im wahrsten Sinne des Wortes: Fibromyalgie ist mit Schmerzen verbunden. Wo sich die Krankheit überall bemerkbar machen kann, verdeutlicht die Wortbildung: *fibro* = faserig, sehnig (lat.); *mys* = Muskel (griech.); *algia* = Schmerz (griech.). Bei der Diagnose Fibromyalgie spielen drei Kriterien eine wichtige Rolle:

1. Differenzialdiagnostischer Ausschluss ähnlicher Krankheiten.
2. Schmerzen an mindestens drei Körperstellen über drei Monate oder länger.
3. Schmerzempfindlichkeit an mind. 11 von 18 Druckpunkten.

Wenn weitere Symptome vorliegen, müssen nicht unbedingt elf empfindsame Druckpunkte vorliegen:

- Allgemeine Müdigkeit kommt bei 90 % der Patienten vor und 70 % haben ein Chronisches Müdigkeitssyndrom.
- chronische Schlaflosigkeit
- 25 % der Betroffenen sind depressiv.
- breit gestreute Schmerzen
- Taubheitsgefühl oder Kribbeln in Händen, Armen, Füßen oder Beinen
- Kieferschmerzen
- Unpässlichkeit
- Muskelschmerzen nach körperlicher Anstrengung
- Hautempfindlichkeit
- Morgensteifigkeit
- Verdauungsstörungen
- chronische Kopfschmerzen (Spannung oder Migräne)

- Gedächtnisprobleme (Kurzzeitgedächtnis)
- Konzentrationsprobleme
- Menstruationskrämpfe oder prämenstruelles Syndrom
- Schwindel oder Koordinationsprobleme

Diese lange Liste macht deutlich, wie unterschiedlich die Symptomatik sein kann.

Betroffen von Fibromyalgie sind meistens Menschen zwischen 20 und 55 Jahren. Davon sind 90% Frauen, meist Anfang bis Mitte 30. Etwa 20% der Patienten mit rheumatischer Arthritis haben auch eine Fibromyalgie, den genauen Zusammenhang kennt man aber noch nicht.

Auch die Krankheitsursache ist noch nicht bekannt. Man vermutet unter anderem – und das ist in Zusammenhang mit SAM interessant – einen zu niedrigen Serotoninspiegel, was die Schmerzgrenze herabsetzt und Schlafstörungen verursacht. Wie wir ja wissen, erhöht SAM den Serotoninspiegel im Gehirn.

Die medizinische Behandlung einer Fibromyalgie konzentriert sich auf die symptomatische Bekämpfung der Schmerzen, Depressionen und Schlafstörungen. Entzündungshemmer sind hier nicht hilfreich. Neben Medikamenten sind auch Bewegung und Stressvermeidung wichtig. Auf jeden Fall lohnt es sich, SAM bei Fibromyalgie auszuprobieren, denn es gibt Hinweise aus Studien (nach Mitchell 1999), dass SAM hilft, Schmerz und Depression bei Fibromyalgie zu bessern:

- 1987 wurden in einer italienischen Studie 17 Patienten mit primärer Fibromyalgie wie folgt behandelt:
  - 21 Tage lang 200 mg SAM oral oder Plazebo
  - 14 Tage Auswaschphase (keine Medikamenteneinnahme)
  - 21 Tage wie zu Beginn, jedoch umgekehrt: Die Patienten, die anfangs SAM bekommen hatten, bekamen nun das Plazebo und umgekehrt.

Es wurde eine signifikante Stimmungsaufhellung und eine Verringerung der Anzahl empfindlicher Druckpunkte und anderer Schmerzstellen unter SAM gefunden.

- 1991 wurde in Dänemark eine plazebokontrollierte Doppelblindstudie mit 44 Fibromyalgie-Patienten durchgeführt. Eine Hälfte nahm sechs Wochen lang 800 mg SAM, die anderen 22 nahmen ein Scheinpräparat ein. Mit SAM konnte eine Verminderung der Müdigkeit, der Morgensteifigkeit, der Schmerzen und eine Verbesserung der Stimmung erzielt werden. Bei anderen Symptomen wurde keine Verbesserung erreicht (nach Graci u. Costa 1998). Die Wissenschaftler sahen in SAM eine wichtige Möglichkeit zur Behandlung der Fibromyalgie.
- 1994 wurde in Italien eine nicht kontrollierte Studie durchgeführt, an der 47 Patienten mit primärer Fibromyalgie teilnahmen. SAM linderte den Schmerz, hellte die Stimmung auf und verbesserte die Schlafqualität.
- Wiederum in Dänemark wurde 1997 eine weitere plazebokontrollierte Doppelblindstudie mit 34 Patienten durchgeführt. Sie bekamen 600 mg SAM oder ein Plazebo gespritzt. Die Studie war allerdings nur auf zehn Tage angelegt und deshalb erstaunt es nicht, dass keine signifikanten Ergebnisse erzielt werden konnten.
- Kombiniert man TENS (= Transkutane Elektrische Nervenstimulation) mit SAM, dann lässt sich zumindest die Depression bei Fibromyalgie-Patienten mit SAM verbessern. In dieser Studie waren morgens 200 mg SAM intravenös sowie je 200 mg oral mittags und abends gegeben worden.

Mögliche Nebenwirkungen von SAM

Nebenwirkungen treten bei SAM selten auf und wenn, dann nur sehr milde:

- Leichte Störungen des Verdauungstraktes, die normalerweise nach etwa einer Woche zurückgehen. Während dieser Zeit sollte man eine Kleinigkeit essen, bevor man SAM einnimmt.
- Da SAM auch aktiviert, kann es zu Schlafstörungen kommen, wenn man es abends einnimmt.
- Bei ängstlichen Menschen kann die Nervosität durch SAM verstärkt werden. Es können Panikattacken und Angstzustände mit Herzrasen auftreten.
- Bei Menschen mit bipolarer Depression können manische Episoden ausgelöst werden. Deshalb darf SAM – wie viele andere Antidepressiva – in solchen Fällen nicht eingenommen werden.
- Auftreten können mitunter: allergisches Exanthem mit Juckreiz, Durchfall, Blähungen, Aufstoßen und Sodbrennen.
- Eine Überdosierung von SAM ist kaum möglich. Selbst bei Tagesdosen von 3600 mg wurden keine Probleme beobachtet, allenfalls Magen-Darm-Beschwerden.

Eine Erklärung dafür, dass SAM so gut verträglich ist, könnte die Tatsache sein, dass es überall im Körper vorkommt. Es handelt sich schließlich um eine körpereigene Substanz. Achten Sie aber bitte immer auf die Angaben im Beipackzettel der Anbieter von SAM.

Zum Schluss

Obwohl SAM schon seit 1975 in Europa bei Depressionen und Arthrose – in der englischsprachigen Literatur wird meist von Osteoarthrose geschrieben – eingesetzt und teilweise sogar ärztlich verordnet wird, scheint es kaum bekannt zu sein. In Deutschland ist es als rezeptpflichtiges Arzneimittel gegen Arthrose auf dem Markt, es kann aber auch frei verkäuflich aus Österreich bezogen werden. Der Preis für 60 Kapseln mit 400 mg liegt bei etwa 110 Euro.

Autor und Verlag danken Herrn Georg Braach (Erftstadt-Lechenich) für kritische Anregungen. Das Arzneimittelwerk Dresden stellte freundlicherweise umfangreiches Informationsmaterial zur Verfügung.

Literatur

Amasio, P., Bortolini, M., Magliaro, L., Coltori, M.: „Role of S-Adenosyl-L-Methionine in the Treatment of Intrahepatic Cholestasis", in: *Drugs* 40 (3), 1990: S. 111–123

Arzneimittelwerk Dresden (Hrsg.): *Wissenschaftlicher Prospekt zu Gumbaral*, o.J.

Berger, R., Nowak, H.: „A New Medical Approach to the Treatment of Osteoarthritis: Report of an Open Phase IV Study with Ademetionine", in: *American Journal of Medicine* 83 (5a), 1987: S. 84–88

Berlanga, C., Ortego-Soto, H. A., Ontiveros, M., Senties, H.: „Efficacy of S-Adenosyl-L-methionine in speeding the onset of action of imipramine", in: *Tlalpan Psychiatry Res.* 44 (3), 1922: S. 257–262

Billigmann, P.: „Wirksamkeit und Verträglichkeit einer Kombinationstherapie mit Ademetionin und Hyaluronsäure", in: *Rheuma aktuell* Nr. 4, 2000

Bottiglieri, T., Hyland, K., Reynolds, E. H.: „The Clinical Potential of Ademetionine (S-Adenosylmethionine) in neurological Disorders", in: *Drugs* 48 (2), 1994: S. 137–152

Brassi, G. M.: „S-Adenosyl-L-Methionine (SAMe) As Antidepressant: Meta-Analysis of Clinical Studies", in: *Acta Neurologica Scandinavica* (Supplement) (154), 1994: S. 7–14

Brown, R., Bottiglieri, T., Colman, C.: *SAM-e. Stop Depression Now*, New York: The Berkley Publishing Group, 2000

Cantoni, G. L.: „S-Adenosylmethionine; a new intermediate formed enzymatically from L-methionine and adenosintriphosphate", in: *J. Biol. Chem.* 204, 1953: S. 403–416

Capocaccia, L., Mato, J. M., Rodés, J. (Hrsg.): „Transmethylation and the Liver: The Role of S-Adenosyl-L-Methionine", in: *Drug Investigation Supplement*, Vol. 4, 1992

Caruso, I., Pietrogrande, V.: „Italian Double-Blind Multicenter Study Comparing S-Adenosylmethionine, Naproxene and Placebo in the Treatment of Degenerative Joint Disease", in: *American Journal of Medicine* 83 (5a), 1987: S. 66–71

Di Padova, C.: „S-Adenosylmethionine in the Treatment of Osteoarthitis. Review of the Clinical Studies", in: *American Journal of Medicine* 83 (5a), 1987: S. 60–65

Fava, M., Fianelli, A., Rapisarda, V., Patralia, A., Guaraldi, G. P.: „Rapidity of Onset of the Antidepressant Effect of Paranteral S-Adenolyl-L-Methionine", in: *Psychiatry Research* 56 (3), 28. 4. 1995: S. 295–297

Friedel, H. A., Karen L., Benfield, P.: „S-Adenosyl-L-Methionine. A Review of ist Pharmacological and Therapeutic Potential in Liver Dysfunction and Affective Disorders in Relation to its Physiological Role in Cell Metabolism", in: Sorkin, E. M. (Hrsg.): *Drugs. Focus on S-Adenosyl-L-Methionine*, Vol. 38 (3), 1989: S. 389–416

Graci, S., Costa, M.: *The European Arthritis and Depression Breakthrough! The Safe and Natural Way to Combat Depression and Relieve the Pain of Osteorthritis*, USA: 1998

Gualano, M. et al.: „Antiinflammatory activity of S-Adenosyl-L-Methionine in animal models: possibile interference with the eicosanoid system“, in: *Int. J. Tiss. Reac.* VII (1), 1985: S. 41–46

Janicak, P. G., Lipinski, J. D., Comaty, Y. E. et al.: „S-Adenosylmethionine. A literature review and preliminary report“, in: *Alabama J. Med. Sci.* 25, 1988: S. 306–313

König, B.: „A Long-Term (Two Years) Clinical Trial with S-Adenosylmethionine for the Treatment of Osteoarthritis“, in: *American Journal of Medicine* 83 (5a), 1987: S. 89–94

Lieber, Ch. S., Williams, R. (Hrsg.): „Recent Advances in the Treatment of Liver Diseases“, *Drug Investigation Supplement*, 40 (Supplement 3), 1990

Marcolongo, R. et al.: „Double-blind multicentre study of the activity of S-Adenosyl-Methionine in hip and knee arthrosis“, in: *Curr. Ther. Res.* 37, 1985: S. 82–94

Mato, J., Camara, J., Paz, J. F. et al.: „S-adenosylmethionine in alcoholic liver cirrhosis: a randomized, placebo-controlled, double blind multicenter clinical trial“, in: *Journal of Hepatology* 30, 1999: S. 1081–1089

Mitchell, D.: *The SAM-e Solution*, New York: Warner Books, 1999

Müller-Faßbender, H., Nagel, E.: „4-Wochen-Doppelblindstudie mit Gumbaral im Vergleich zu Ibuprofen bei Patienten mit Arthrose des Knies, der Hüfte und der Wirbelsäule“, in: *Arthrose Workshop* (31. 8. 1985), pmi Verlag, 1986

Müller-Fassbender, H.: „Double-Blind Clinical trial of S-Adenosylmethionine versus Ibuprofen in the Treatment of Osteoarthritis“, in: *American Journal of Medicine* 83 (5a), 1987: S. 81–83

Reglin, F.: „S-Adenosylmethionin (SAM) – eine physiologische Alternative bei Depressionen, Rheuma und anderen Erkrankungen“, in: *Journal für Orthomolekulare Medizin* (Sonderdruck, dt. Ausg.) 13. Jahrg., Juni 2005

Schumacher, H. R., Moskowitz, R. W., Fassbender, H. G. (Hrsg.): „Osteoarthritis: The Clinical Picture, Pathogenesis, and Management with Studies on a New Therapeutic Agent, S-Adenosylmethionine“, in: *The American Journal of Medicine* 83 (5a),1987

Stedman, N.: *The SAM-e Handbook*, New York: Three Rivers Press, 2000

Über den Autor

Dr. Josef Pies (Jahrgang 1956) studierte Biologie und promovierte in dem Fach Zytologie (Zellbiologie). Seit dem Abschluss seines Studiums arbeitet er in der pharmazeutischen Industrie und hat sich ein umfangreiches medizinisches Wissen angeeignet. Neben der klassischen Schulmedizin interessieren ihn besonders auch alternative Behandlungsansätze.

Als Medizinschriftsteller hat er bereits mehrere Bücher und zahlreiche Einzelbeiträge zu speziellen medizinischen und medizinhistorischen Themen veröffentlicht. Darüber hinaus stammen Drehbücher zu Informationsfilmen für Ärzte und Patienten sowie zahlreiche Patientenratgeber aus seiner Feder.

Bei VAK erschienen bisher insgesamt neun Titel von Josef Pies, die dem Gesamtkatalog entnommen werden können. Das Verzeichnis kann kostenlos beim Verlag angefordert werden.

F. Batmanghelidj:

Rückenschmerzen und Arthritis

Das Selbsthilfebuch

Leseprobe: www.vakverlag.de

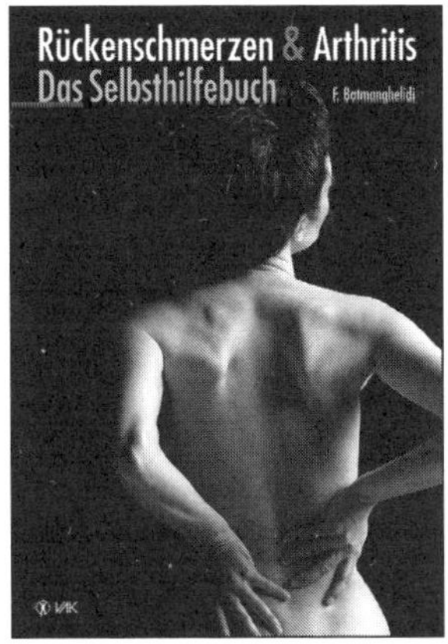

Der Autor setzt sich als Arzt für patientenzentrierte, einfache medizinische Lösungen ein. Er erklärt einen ausgeglichenen Wasserhaushalt im Körper als wesentlich für eine stabile und bewegliche Wirbelsäule. Sein Bewegungsübungsprogramm zur Rückführung verlagerter Bandscheiben sowie zur Stärkung der Muskulatur ist leicht verständlich und direkt zu Hause durchführbar.

Das Buch ist eine lehrreiche Darstellung für alle Betroffenen, die eine Anregung zur Prävention und Pflege bei Rückenschmerzen, rheumatischem Gelenkschmerz und Arthritis suchen.

157 Seiten, 33 Abb., Paperback (15 x 21,5 cm)
ISBN 978-3-932098-23-9

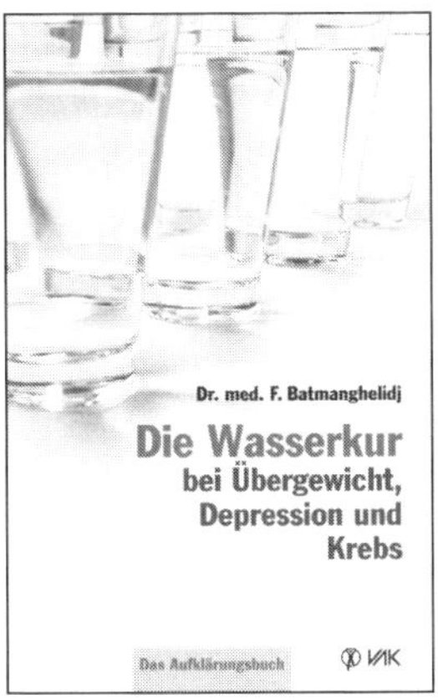

F. Batmanghelidj:

Die Wasserkur bei Übergewicht, Depression und Krebs

Das Aufklärungsbuch

Leseprobe: www.vakverlag.de

Was haben Übergewicht, Depression und Krebs mit Wassermangel zu tun? Wenn wir zu wenig Wasser trinken, führt das schrittweise zu einer Änderung der Fettzusammensetzung im Körper. Dieser Prozess kann Auslöser für die Entwicklung vieler Gesundheitsprobleme sein ...

Zur Normalisierung dieser krankhaften physiologischen Prozesse plädiert Dr. Batmanghelidj für die Wasserkur. Sie hat bereits vielen ernsthaft Erkrankten geholfen. Engagiert tritt der Autor für ein Umdenken in der Medizin ein.

208 Seiten, Paperback (13 x 20,5 cm)
ISBN 978-3-935767-59-0

Dr. Jenö Ebert:

Gefahr Arzt!

Trotz Behandlung gesund werden und auch bleiben

Leseprobe: www.vakverlag.de

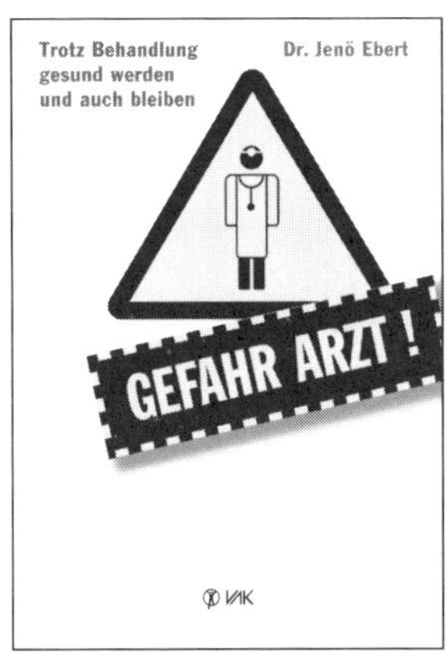

Die Medizin steckt in der Sackgasse! Die moderne schulmedizinische Behandlung macht die Menschen nicht gesünder, sondern kränker.

Der versierte Autor, selbst Facharzt und in eigener Praxis tätig, weiß ganz genau, wovon er spricht – denn er wird täglich damit konfrontiert: Unerhörte Fakten und Fallbeispiele aus 35 Jahren ärztlicher Praxis zeigen, warum ein Umdenken in der Medizin längst überfällig und wie eine verantwortungsvolle ganzheitliche Heilkunde möglich ist. Ein mutiges Statement und ein engagierter Patientenratgeber!

272 Seiten, 21 Fotos, vierfarbig, Hardcover (16 x 22,5 cm)
ISBN 978-3-935767-72-9

Abonnieren Sie unseren kostenlosen Newsletter unter www.vakverlag.de